醫典重光

珍版海外中醫古籍善本叢書

藥性會元

明·梅得春 編集
鄭金生 整理

人民衛生出版社
·北京·

圖書在版編目（CIP）數據

藥性會元 /（明）梅得春編集；鄭金生整理．北京：人民衛生出版社，2024.6. --（醫典重光：珍版海外中醫古籍善本叢書）. -- ISBN 978-7-117-36392-1

Ⅰ. R285.1

中國國家版本館 CIP 數據核字第 2024U72Y61 號

醫典重光——珍版海外中醫古籍善本數字化資源庫
網　　址：https: //ydcg. ipmph. com
客服電話：400-111-8166
聯係郵箱：ydcg@pmph.com

醫典重光——珍版海外中醫古籍善本叢書

藥性會元

Yidian Chongguang——Zhenban Haiwai Zhongyi Guji Shanben Congshu

Yaoxing Huiyuan

編　　集：明・梅得春
整　　理：鄭金生
出版發行：人民衛生出版社（中繼綫 010-59780011）
地　　址：北京市朝陽區潘家園南里 19 號
郵　　編：100021
E - mail：pmph @ pmph.com
購書熱綫：010-59787592　010-59787584　010-65264830
印　　刷：北京雅昌藝術印刷有限公司
經　　銷：新華書店
開　　本：889 × 1194　1/16　　印張：27.25　　插頁：1
字　　數：232 千字
版　　次：2024 年 6 月第 1 版
印　　次：2024 年 6 月第 1 次印刷
標準書號：ISBN 978-7-117-36392-1
定　　價：369.00 元
打擊盜版舉報電話：010-59787491　E-mail：WQ @ pmph.com
質量問題聯系電話：010-59787234　E-mail：zhiliang @ pmph.com
數字融合服務電話：4001118166　E-mail：zengzhi @ pmph.com

珍版海外中醫古籍善本叢書

叢書顧問
王永炎
真柳誠［日］
文樹德（Paul Ulrich Unschuld）［德］

叢書總主編
鄭金生
張志斌

叢書整理凡例

一、本叢書旨在收載複製回歸的海外珍稀中醫古籍。子書的書名一般以扉頁名稱爲準。無書扉頁者，以其卷首所題書名爲準，但『新刊』『新編』『校正』之類的修飾詞不放進書名。

二、每種古醫籍之前有『提要』，主要介紹作者（朝代、姓名字號、籍貫，生活時間、簡要生平、業績、撰寫此書的宗旨等），書籍名稱，卷數，影印底本的基本形制、刊刻年代、堂號、序跋題識等，主要内容與特色，以及書目著錄與底本流傳簡況。

三、叢書中的每種子書均依據影印本的實際標題層次編製目錄。卷數與卷名爲一級，篇名爲二級。必要時出示三級目錄。其中本草書的藥名爲最後一級。單純醫方書收方甚多者以歸納方劑的方式（如病名、功效等）爲最後一級目錄，收方不多者可以方名爲最後一級目錄。凡新擬篇目名或改補文字均用六角符號『〔〕』括注，删除文字用圓括號『（）』括注。

四、影印本對原書内容不删節、不改編，盡力保持原書面貌，因此原書可能存在的某些封建迷信内容，以及當今不合時宜的藥物（如瀕臨滅絶的動植物等）不便删除，請讀者注意甄别，切勿盲目襲用。

五、本叢書采用影印形式，最大限度地保留原書信息，如眉批、句讀、圈點、補注、批語、印章、墨丁等，并保持古籍筒子頁甲面、乙面的對照關係，以及一切對版本鑒定、學術研究有價值的重要信息。在此基礎上，本叢書爲體現影印本的文獻價值和應用價值，將仔細檢查有無錯簡、缺頁現象，若有則盡力予以調整、補缺，并在不損傷原書文字的前提下，盡力消除污髒殘損痕迹，以利閱覽。

提要

藥性會元三卷，明梅得春编集，萬曆二十三年（1595）付梓刊行。

梅得春，字元實，錢塘（今浙江杭州）人。從其書序言可以推知，梅氏的主要醫學活動在明萬曆年間（1573—1620）。據記載梅氏『才如操割，譚若懸河』，具有淵博的學識和極佳的口才。和當時許多知識分子一樣，梅氏也曾有過仕途之夢，但最終也不過是一名普通的幕僚。然而他的精湛醫術，在同僚間頗有名氣。據説梅氏近乎神奇的用藥，是因爲他對藥性有過深入的研究。他所編撰的三卷藥性會元，集中反映了他豐富的臨床用藥經驗。嗣後梅氏將傾注他畢生心血的藥性會元呈送給地方官湖廣承宣布政使陳性學過目，大獲陳氏奬掖。在陳性學的幫助之下，藥性會元得以在萬曆二十三年出版。

藥性會元篇幅較小，僅三卷，原書目録記載藥物五百六十味，正文實際藥數五百六十二味。這些藥物被分布在草、木、菜、果、米穀、金、玉石、人、禽、獸、蟲、魚部等十二部之下。從藥物分類的角度來看，并無新意，不過是承襲了當時流行的宋唐慎微證類本草和元王好古湯液本草二書的分類法而已。要論該書的特色，其實就體現在書名『會元』之中。

據陳性學序的解釋，所謂『會元』，就是『統會杏林百氏之元』。這里的『元』，有『善』『精華』之意。從這個意義來説，梅氏此書，旨在統會集中醫學各家之長，以幫助後世醫家臨床用藥，扶助群生。

作爲一名臨床醫生，梅得春編書時唯一關注的是如何突出各藥的主要用途，并不在意注明哪些是何人之見。藥性會元幾乎全是藥物各論。每一藥物所介紹的内容大致分成三大塊：一是在介紹藥物的性味、良毒、反畏之外，必明其升降、浮沉、陰陽、歸經。這部分内容多受金元醫學的影響。二是列舉藥物主治及用藥法，或闡釋藥理。這是藥物的主體内容，也是該書的精華所在。作者將諸家用藥的要點用自己的話加以歸納，并結合配伍治療，介紹諸藥的具體用法。這部分内容極爲扼要簡潔，頗爲實用。三是在藥物主體内容之後，或附述藥物形態及質量鑒別，或簡述藥物炮製等。有則述之，無則省之。全書除藥性這一重點内容之外，也記載了一些藥物來源、鑒別、炮制等方面的内容。

從書中論藥可以推知，梅氏主要參考的是證類本草、湯液本草和元朱丹溪的本草衍義補遺。其中對朱丹溪的用藥法引述尤多。但作者并没有照抄以上各書所引諸家藥論，而是將它們糅合起來，加上作者自己的用藥心得，再予以表述。在學術觀點上，該書明顯地反對濫用溫補藥品。

該書于萬曆二十三年出版後，曾由清初千頃堂書目著录，然未見後世醫書本草引用。今惟日本存刻本一部（見（改訂）内閣文庫漢籍分類目錄），美國存清康熙間抄本一部（見普林斯頓大學葛思德東方圖書館中文善本書志），後者乃據前者抄錄。本次影印的底本乃日本刻本。原書由内閣文庫館藏書目著錄爲楓山文庫（即紅葉山文庫）舊藏。該文庫由德川幕府始建於慶長七年（1602）。明治十七年（1884）歸入太政官文庫（即後之内閣文庫）。現收藏于日本國立公文書館内閣文庫，三册。書號：子 44–17。原書膠片無標尺，版框尺寸不明。每半葉十行，行二十二字。白口，無魚尾，正文四周單邊。首爲萬曆二十三年陳性學『藥性會元序』。序後鈐有三章，依次爲『丁丑進士』『經筵侍御』『還沖』。次爲目錄、正文。各卷前有分目錄，卷首題署爲『新鍥藥性會元/錢塘元實甫梅得春編集/馬平夷仲甫陸可行考訂/楚零可貞甫王有恒同校/周南君采甫王納諫梓行/楚靖後學陳謨謄次』。

目　錄

[1] 目録：原書無總目，有卷前目録。原卷上藥名目録後有四條附録，内容相當於總論，故將此四條之名移至藥名前。

菜部第三〔計二十二味〕……二一三

米穀部第五（計二十一味）……二四一

獸部第十（計二十味）……三二〇

藥性會元序

嘗稽周禮醫師掌醫政理藥以保王躬壽民命獲効十全者稱上功故昔喆王御宇六氣不侵而災眚不作熈熈爲如登春臺由繇然哉夫醫神於人而神於醫者維藥之力藥匪力即神醫弗神醫神於藥而藥之所以力

維藥之性，性匪辯即神藥弗力。五方風氣異宜，物產異致，種類紛紛，贗偽仳㑣。有酸苦辛鹹甘淡之味，則有溫平寒熱之性，而升降浮沉為用因之。先正謂人知辯真偽，識藥之難，而不知分陰陽，識藥性之尤難，誠知言也。頤藥性之辯，曷昉乎？自神農嘗百藥

製本草救民疾苦遺書百餘卷流播
海寓譚醫者宗爲倉越而下如吴李
藥録陶蘇註解永徽圖經皆裒然上
乗什襲世用第其載集浩繁家居猶
便翻研旅篋則難携挾予攝生常須
藥物温平凉熱之性宜辯而浪遊數
千里外思一取而印證無繇也春三

月以歲清圄圄之役奔走沅盧辰漵
間會平溪經幕錢塘梅元實持所輯
藥性會元三卷謁予於舟次卒業之
詞簡而詳理約而明楮實而核族類
以部而分方所以產而别性味以品
而殊燮之以陰陽配之以經絡濟之
以水火參之以君臣佐使附之以畏

悪忌反析明驗於方施識成功於已試不必遠稽古籍近蒐旁門惟按類隨索如持左券殆照心之方諸辯眹之指南也肘後神奇到今珎之此胡可秘因授渠陽備司周南王君梓以傳焉梓成予覽而喟然曰仁扎元實之用心也其黙契於元之理乎夫元

者善之長也天為生物之元舉蚑行
喙息靡不欲其榮而無瘁鬯而無凋
然闔闢相乘時序乃爾則鼓盪陽煦
育之而使瘁者榮凋者鬯喆王體天
之元布德施仁春滿六合而人之疾
痛癢疴亦執所不能無必恃良醫調
其榮衛而藥性紛錯未易熠其指歸

彼執泥者不能迎刃中綮迮迮技之
非劑反以重其膏肓庸非仁人所隱
手此書董三帙而標本該標分條析
縷統會杏林百氏之元以啟橐籥濟
人群譬之天道會四氣之元而繁育
品彙然茲會元之義所由取也顓方
脉者得是書而校讐於素問晉微於

難經析衷於盧扁張王辯内外緩急補縱横出入於孫俞朱李之妙境又何施而不可仁哉元實之用心也元實才如操割譚若懸河衹以數奇慱官戎幕初柢廨值平溪亢暘疫甚施藥救之所全活無筭甲午入棘闈供事有分試劉司理疾篤徴息垂絶群

醫視之卻步而走元贇植方進劑起
死回生効捷於響甫旬日康復如初
斯固醫神藥神而實此書辯性之功
神也今
天子省刑蠲賦加惠黎元萬方喜更生
之會而僚屬中又有陰培元氣濟物
療民若斯集爲所裨於春臺之化豈

其微哉予嘉元賓之用心而其名不
可令久而蕪沒也謾識數言弁諸首
且藉此為仁民之一助云
萬曆二十三年歲次乙未夏六月上
浣之吉
賜進士第亞中大夫湖廣承宣布政使
司分守湖北道兼管撫苗右參政酈

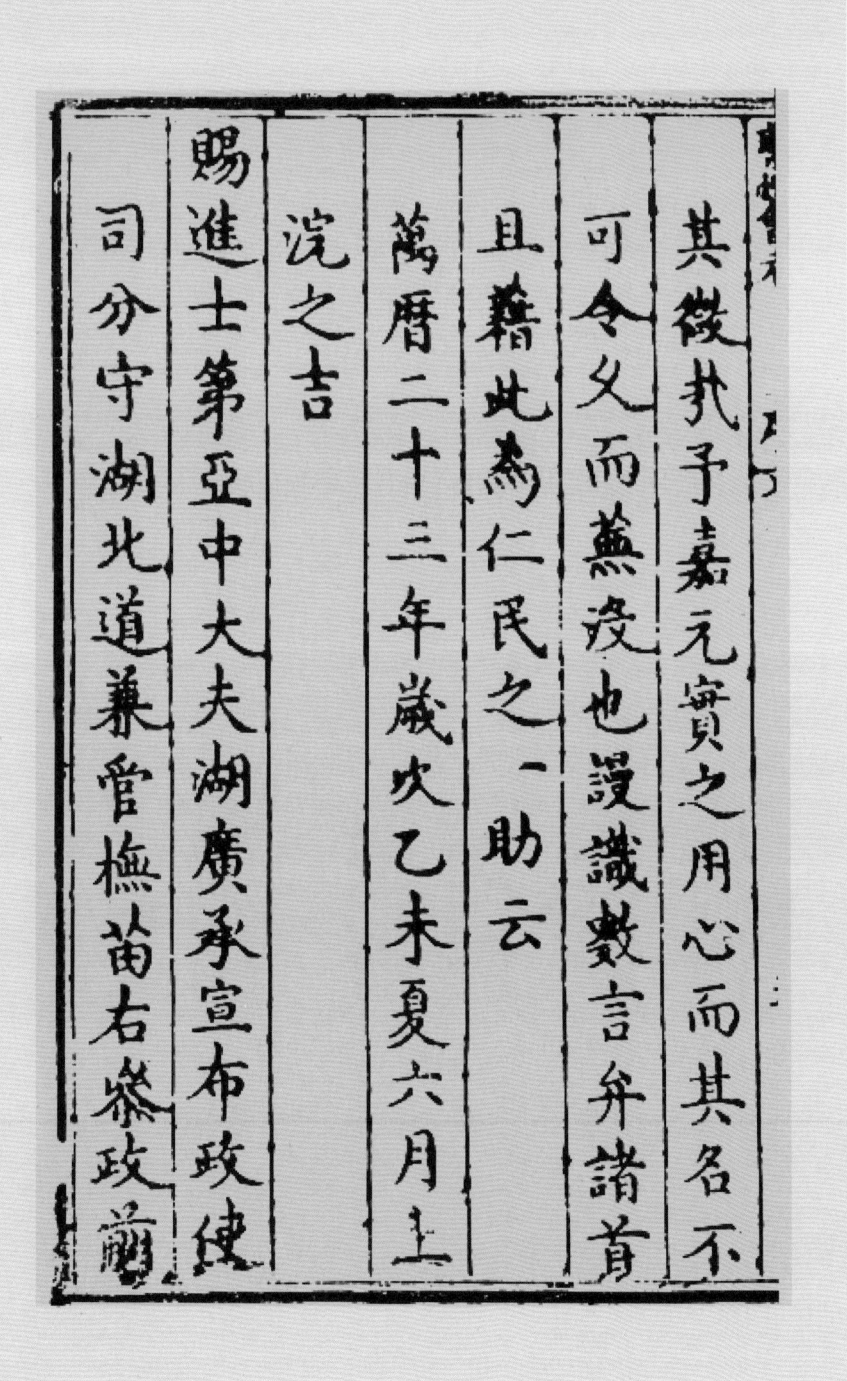

巡按直隸奉
勑提督學校監察御史侍
經筵官浙曁陽還冲陳性學譔

藥性會元卷之上目録

草部第一計一百九十四味

當歸　防風　升麻　羌活　獨活
柴胡　葛根　前胡　菊花　細辛
白芷　芎藭　藁本　麻黄　桔梗
半夏　南星　人參　天門冬　麥門冬
甘草　熟地黄　生地黄　白术　蒼术
黄芪　白芍藥　赤芍藥　石菖蒲　遠志
五味子　知母　貝母　黄芩　黄連
胡黄連　大黄　連翹　龍膽炒　天花粉

紅花　附子　烏頭　天雄　白附子
高良薑　萆薢　木通　通草　瞿麥
牛旁子　射干　常山　青蒿　蛇床子
牵牛子　甘遂　大戟　山豆根　木賊
使君子　芦薈　石葦　仙茅　蘭葉
芫花　紫草　芦根　燈心艸　海藻
昆部　藜芦　白歛　白芨　蒼耳
水萍　牡丹皮　地膚子　商陸　骨碎補
白頭翁　阿魏　蓽澄茄　蓽撥　馬蘭花
淫羊藿　狗脊　白鮮皮　茅根　劉寄奴

海金沙　雞冠子　草烏　川烏　卷上目録終

附藥性升降浮沉補瀉之法

足厥陰肝少陽膽木　味　補辛瀉酸　氣温補凉瀉

手少陰心太陽小腸火　味　補鹹瀉甘　氣熱補寒瀉

足太陰脾陽明胃土　味　補甘瀉苦　氣温凉寒熱補瀉各從其宜

手太陰肺陽明大腸金　味　補酸瀉辛　氣凉補温瀉

足少陰腎太陽膀胱水　味　補苦瀉鹹　氣寒補熱瀉

五臭湊五臟例　開腠理致津液通其氣也

臊入肝　腥入肺　香入脾　焦入心　腐入腎

諸經瀉火之藥

黄連瀉心火　梔子黄芩瀉肺火　白芍藥瀉肝火
柴胡黄連瀉肝膽火　知母瀉腎火　木通瀉小腸火
黄芩瀉大腸火　柴胡黄芩瀉三焦火　黄栢瀉膀胱火

引經報使

太陽手小腸足膀胱經上部用羌活下部用黄栢
少陰手心經用黄連　足腎經用知母
少陽手三焦經足膽經上部用柴胡下部用青皮
厥陰手胞絡用柴胡　足肝經用青皮
陽明手大腸經足胃經　上部用升麻白芷下部用石羔
太陰手肺經用桔梗　足脾經用白芷

附終

新鍥藥性會元卷上

錢塘　元實甫　梅得春　編集
馬平　惠仲甫　陸可行　考訂
楚零　可貞甫　王旬恒　同校
閩南　君采甫　王納諫　梓行
楚靖　後學　陳謨　謄次

草部

當歸　味甘辛，無毒，可升可降，陽中微陰。惡䕡茹，畏菖蒲、海藻、牡蒙。入手少陰心經，以心主血也；入足太陰脾經，以脾裹血也；入足厥陰肝經，以肝藏血

也　頭引血而上行身養血而中守稍破血而下流全
活血而不走補血補虛勞治血症通用大補不足決取
立効之劑氣血昏亂服之而定太和血脉與川芎同用
能治血虛頭痛本草云主治欬逆上氣温瘧寒熱淬在
皮膚中及女子諸虛不足漏下絕子諸惡瘡瘍金瘡跌
撲温中止痛除客血內塞中風痓汗不出濕痺中惡客
氣虛冷補五臟生肌肉血刺腹痛潤燥療齒眼痛不可
忍治頭風痛止汗明目養心定悸胎前產後惡血上衝
臍腹急痛癥瘕胎動是皆盡當歸之用矣如治大便燥
結產後諸症俱用身稍此劑能使氣血各有所歸因名

曰當歸　凡用肥大潤澤者佳

製法　酒浸冬浸一宿春秋浸半日夏酒洗切焙乾用

防風　味甘辛氣温無毒浮升陽也　殺附子毒　惡乾薑藜蘆白斂芫花　行足太陰脾經　足陽明胃經藥　足太陽膀胱本經藥

主治肺氣能瀉肺餘以體用通療諸風袪諸惡風仍蠲腦痛明目止汗療崩頭眩頭痛及風邪目盲無所見風行周身骨節疼痺煩滿脇痛頭面來去遊風四肢攣急字乳金瘡內痙瘡瘍赤眼流淚太經絡中留熱治一身盡痛聽君將命令而行隨所使而至　得澤瀉藁本療

風　得當歸芎藭陽起石禹餘粮療婦人子臟風乃風藥中之潤劑多服令人表虛　凡使去蘆堅實者佳

升麻　味苦平氣微寒無毒浮而升陽也　入手陽明大腸經　足陽明胃經　足太陰脾經行經藥

主引葱白散手陽明大腸經之風邪引石膏止足陽明胃經之齒痛引諸藥遊行四經升陽氣於至陰之下消風熱腫毒發散瘡痍鬼臉一云升麻能敎百毒消瘟瘧癰瘡蠱可較解一切毒除熱去風傷寒時氣之要藥治脾胃解肌肉間熱除手足陽明傷風引經之要藥及發散本經風邪若元氣不足者用此於中升陽氣上行不

可缺也本艸云治肺痿咳唾膿血若與柴胡同用以苦
平之薄味能升胃中之清氣上騰而復其本位又能引
黄耆甘草甘温之氣味上升能補衛氣之散解而實其
表且能緩帶脉之急縮謂脉之遲實而不能者非脉數而能緩也起辟瘟疫
時氣熱病痹氣殺精鬼除蠱毒入口皆吐中惡腹痛頭
痛喉痛口瘡凡用細削去皮青緑色者佳如黒皮并腐
爛者不用其虚勞陽勝而咳血疾並服之急縮者戒之
羌活為君　味苦平甘氣微温而升陽也無毒
入手太陽小腸經　足太陽膀胱經表裏引經藥
主散肌表八風之邪除周身百節之痛排巨陽肉腐之

疽除新舊風濕之症明目驅風除筋攣腫痛頭痛筋抽風氣搅痛治賊風失音不語氣痒血癩手足不遂口眼歪斜遍身癬痒利關節大無不通小無不利乃撥亂反正之主也　凡用紫色節密者佳黑皮及腐者不用

獨活　味辛甘平氣微溫沉而升陰中陽也無毒

入手少陰心經　足少陰腎經引經藥

治諸風棹眩頭項難伸風寒濕痺兩足不仁療諸風骨節疼痛不論新久手足拘攣肌皮苦痒兩足寒濕腫不能動頭眩目暈風毒齒痛金瘡癇痓與細辛同用治少陰頭痛又能燥濕　凡用黃色成塊者佳

柴胡爲君　味苦微寒氣平升也陰中之陽也無毒
入手少陽三焦　足少陽膽經　手厥陰包絡　足厥
陰肝經引經藥
主治左右兩傍脇下痛日晡潮熱往来生在臟調經内
主血在肌主氣上行經藥肌解渴去熱勞傷治傷寒爲
最要之聖藥去往来寒熱用尖稍功力最効又下氣消
痰止嗽去腸胃心腹中結氣推陳致新除傷寒心下煩
熱痰食又治少陽頭痛明目益精引少陽胃氣上升消
胃脇氣滿飲食集聚五臟間遊氣大腸停積瀉肝火祛
邪瘧在臟主血在經主氣婦人胎前產後必用之藥加

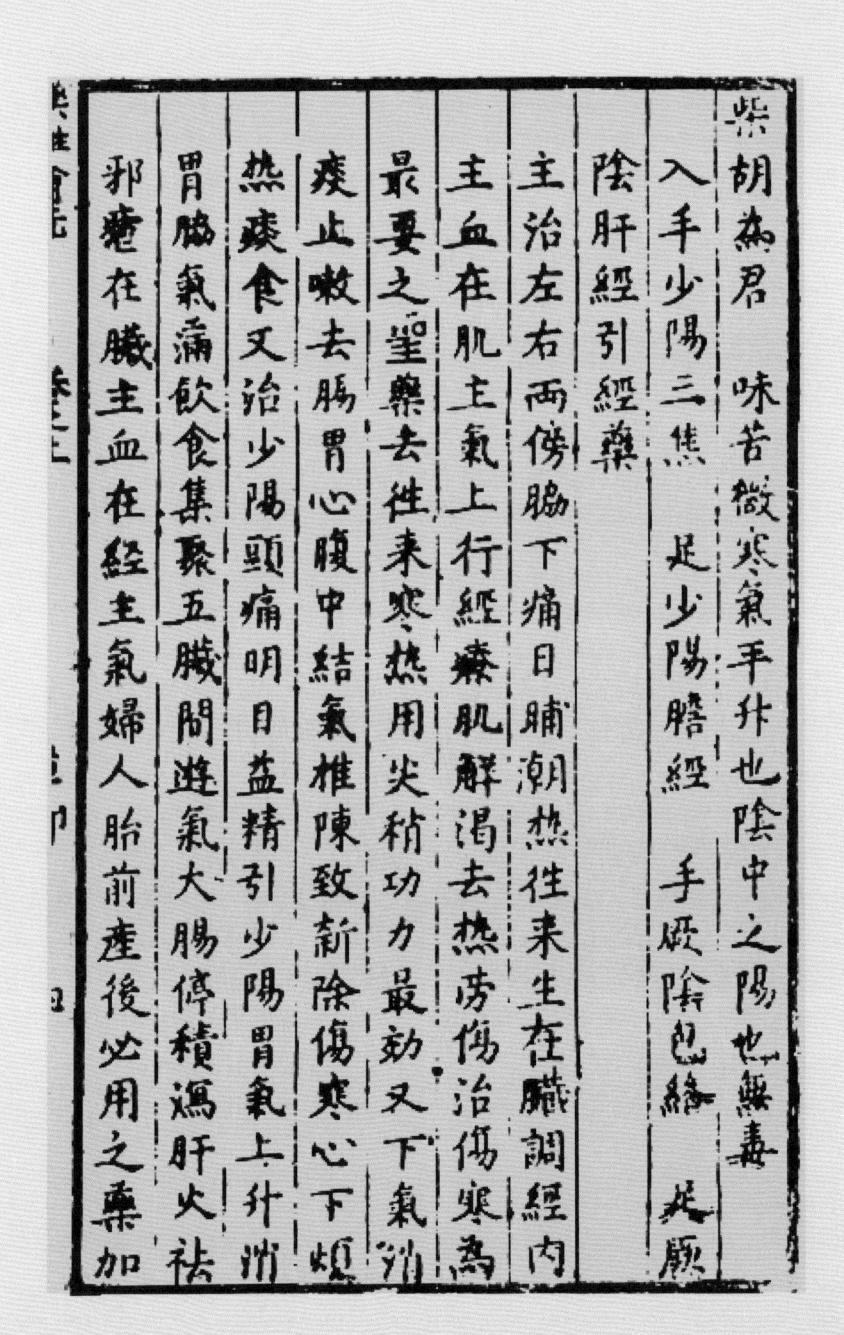

四物内調理凡用銀州者佳

葛根　味甘平性寒可升可降陽中之陰也無毒　殺巴豆百藥毒

主蘇傷寒之表邪止胃虚之消渴解中酒之積毒治往来之温瘧止汗解醒發散傷寒消熱毒治咽乾身發大热止嘔吐除諸痺解諸毒療傷寒中風頭痛解肌發表出汗開腠理發瘡疹療金瘡　生根搗汁大寒療消渴傷寒壯热治天行時病煩渴热毒吐血　花能消酒　葉主金瘡止血　粉主厭丹石解鴆毒去煩热利大小便止渴小兒热瘡以葛根濃搗汁飲之愈

前胡　味苦微甘氣微寒無毒　半夏爲使　惡皁莢

畏藜蘆

主除內外之痰食下氣消痰椎陳致新安胎止嗽又治

痰滿胸膈中痞心腹結氣風熱頭痛去食及治傷寒時

氣內外俱熱又能定喘明目益精小兒一切疳氣　凡

使去毛水洗凈用勿誤用野蒿根形類前胡但味酸粗

硬服之令人反胃吐不受食

甘菊花　味甘平氣微寒無毒可升可降陰中之陽也

桑白皮爲使

主散八風上注之頭眩止兩目欲脫之淚出散食消風

頭眩攪痛又治胸中煩熱能明目聰耳補陰安腸胃養
血榮目袪除遍身諸風并四肢遊風腰痛目上翳膜活
皮膚死肌利血氣調四肢久服延年　凡使用團圓雞
砌裁蓄黄白色小花味甘者佳若山野味苦者勿用誤
用傷人胃氣不堪入藥

細辛　味辛性温無毒一云有小毒升也陽也　獨活爲
青蘘根爲使　惡狼毒山茱萸黄芪　畏硝石滑石藜
蘆　爲足少陰腎經引經藥
主治少陰合病之頭痛散三陽數變之風邪去頭風止
嗽而醫齒鼻温中下氣仍主腦腰疼拘攣風痺明目破

婦人瘦女人血閉治諸頂頭痛諸風通用溫少陰經去
內寒故東垣治邪在裏之表又治欬逆頭痛百節拘攣
破痰利水道治少陰腎經苦頭痛在額開胸中滯益肝
膽通九竅止眼風淚下除齒痛喉痺齆鼻頭面風痛不
可缺散水寒內冷瘋癇癲疾下乳結汗不出血不行安
五臟通精氣若單服末不得過五分多則氣閉塞不通
而死

白芷　味辛氣溫升也陽也無毒　入手陽明大腸經
足陽明胃經本經藥　入手太陰肺引經藥　惡旋覆
花　當歸為使

主𢱢頭面皮膚之風除皮膚燥痒之痺止手陽明頭痛之邪止崩漏治癰瘵腫諸毒療赤白下痢能排膿瘡邊除風熱與痰眉稜骨痛類似頭風同酒芩為末効療血閉陰腫寒熱頭風目淚長膚肌去面䵟可作面脂肺經風熱頭眩目痒與細辛辛荑同醫鼻病專治蛇咬研末掺傷處或搗汁浸咬處

芎藭　味辛氣温升也陽也無毒　入手厥陰包絡　足厥陰肝經　手少陽三焦　足少陽膽經本經藥　白芷為使　撫芎庭周身經絡之痛總解諸鬱俗名川芎主上行頭角助清陽之氣而止痛下行血海養新生之

血以調經驅風濕補血止頭痛治筋攣定經絡瘡家止痛之要藥傷寒內寒手足厥陰頭痛在腦及手足太陽頭痛必用之藥如不愈各加引經藥主中風入腦目疾流淚緩急金瘡攵涕嚏忽忽如醉面上遊風一切風氣寒痺拘攣中惡卒急痛腫脅風痛破癥宿血經閉無子心腹堅痛胸膈腦疼溫中散寒開鬱行氣諸瘡排膿血虛及頭痛若单服久服則走泄真氣多致暴亡或之吐血衄血者忌用以其能行而不止也得細辛療金瘡止痛得牡蠣療頭風吐逆　凡使形塊重實其中色白如雲者佳其苗名蘼蕪久服通神

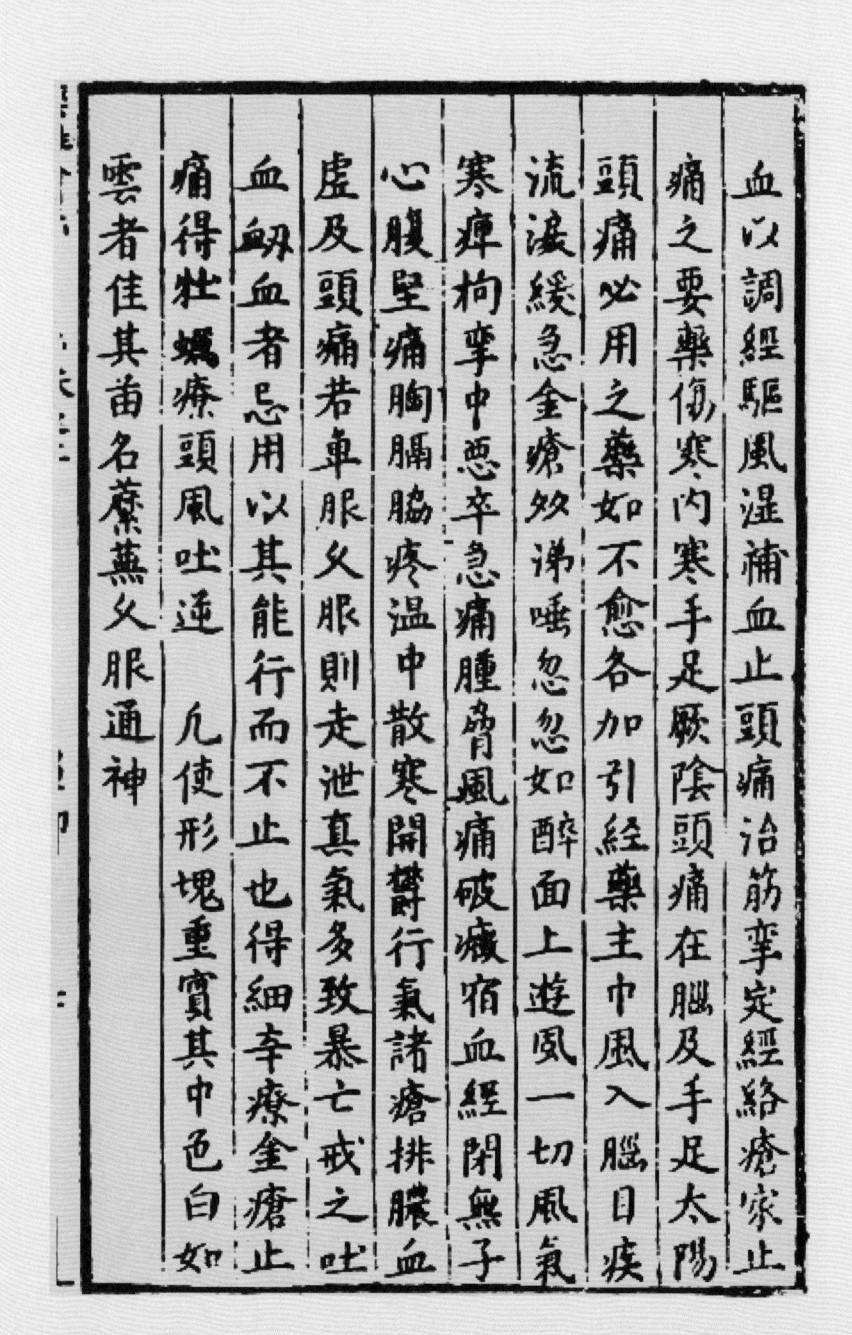

藁本　味苦辛性微温升也陰中之陽無毒　畏青箱子
入手太陽小腸　足太陽膀胱本經藥　出岩州者佳
主治大寒氣客於巨陽之經苦頭痛流於巔頂之上祛
風入四肢婦人陰腫疼痛治寒邪鬱結頭腦齒疼頭面
風遍身皮膚風湿腹中急並寒疝瘕瘵瘅曳金瘡可作
沐藥面脂長肌膚悦顔色引諸藥上行至巔頂　俗名
土芎

麻黄　味甘性温升也陰中之陽無毒　惡辛荑石葦
厚朴為使　入手太陽小腸經
主治　其形中空散寒邪而發表其節中閉止盗汗而

固虚表汗而止咳嗽發散攻頭痛蘖汗用莖止汗用根
節冊溪云泄衛中濕去榮中寒發手太陽小腸足太陽
膀胱手少陰心足少陰腎經之汗治中風傷寒頭痛溫
瘧皮膚寒濕及風通九竅開毛孔幷嗽逆上氣除邪氣
破堅積消赤黑斑毒身上毒風𤸷痺不仁效服令人表
虚治傷寒雖有蘖汗之功冬月可用交春分後止可用
九味羌活湯最穩春夏用之恐其汗傾身而來勢不能
止多致不救

桔梗　味苦辛性微溫升也陰中陽也有小毒　又一種
名曰苦梗性同　畏白芨龍眼龍膽草　節皮為使

主治咽喉痛痹除鼻塞癰腸氣蠱瀉肺癰爲諸藥之舟楫又爲肺部引經下氣利胸膈止嗽寬胸能開提其氣血氣藥中宜用之且載諸藥不能下沉故云舟楫又治胸脇痛如刀刺腹滿脹幽幽鳴定驚悸利五臟腸胃除肺熱氣促嗽逆消痰涎破積塊清頭目補內漏排膿下痢破血去惡及小兒驚癇客忤袪寒熱風痺溫中消穀下蠱毒得牡礪遠志療恚怒得硝石石膏療傷寒

製法　米泔浸一宿切片焙乾用

半夏　味辛平生微寒熟溫降也陽也有毒　惡皂角畏雄黃生姜乾姜秦皮龜甲　反烏頭　射干爲使

主除濕化痰涎大和脾胃治風痰痰厥頭痛去痰健脾止嘔熱則令人下生則令人吐用須合生姜制頭因痰厥苦甚爲手太陰肺經頭痛非此不能除治喘心痛寒痰濕痰療傷寒寒熱心下堅痞急痛下氣咽喉腫痛咳逆腸鳴消胃脇痰熱結滿上氣時氣瘧腫墮胎理痿黄悅澤面目諸血症禁用

凡嗽春是初生之氣夏是火炎上最重秋是濕熱傷肺冬是風寒外觸用藥發散之後必以半夏等藥逐去其痰庶不再來油炒半夏大治濕痰姙婦忌之如用必須姜汁炒過若患口燥咽乾及乾咳嗽者俱不宜用汗家勿用以其用姜故也丹溪云

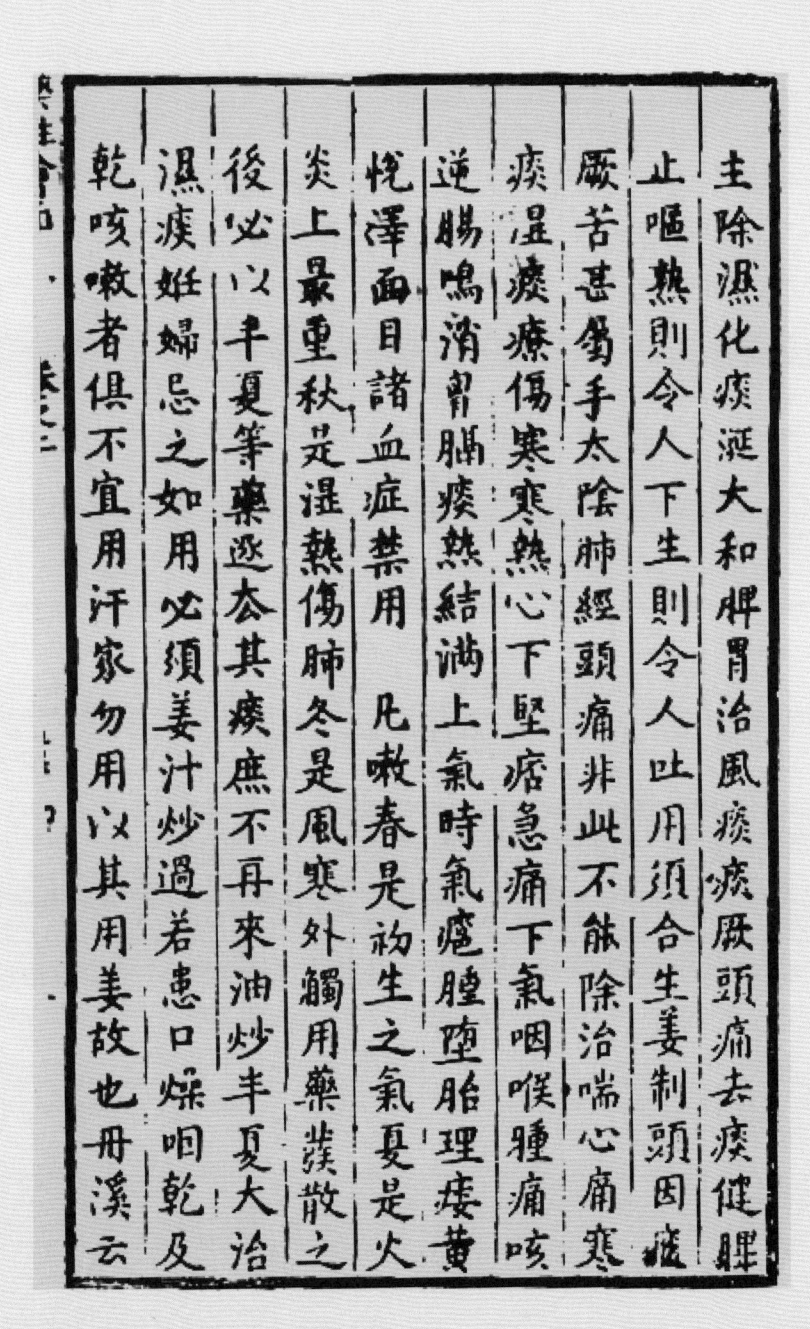

半下屬金與土仲景用之於小柴胡湯取其補手足陽明大腸胃經也豈非燥脾土之功今人惟知去痰不言益脾蓋能分水故也傷寒渴者去之恐燥津液耳夏至生故名半夏

製法　凡用以生姜汁浸透晒乾入煎藥須加生姜

又法　用滚水調石灰浸透再用明礬朴硝煎水浸透晒乾可以嚼食

南星　味苦辛可升可降陰中之陽也有毒　畏附子生姜乾姜

主墜中風不省之痰毒療破傷如屍之身強去驚風痰

吐之優專能下氣風痰腦痛跌仆怔忡消血墮胎消癰腫
欲其下行以黃柏制之與白附子同用治風痰癱瘓痲痺
破堅積利胸膈散金瘡撲損瘀血並咬疥癬惡瘡且塗
日以注瀾痰痫喘嗽痰多者非此不能除
沉暖泡之湯製者謹觀用必須姜製
製法　臘月將南星研碎納牛膽中裝之陰乾聽用牛
膽製過南星收十年池上者勝其汁黃
人參　味甘氣溫升而浮陽也無毒中反藜蘆　惡鹵鹹
茯苓為使　湯服以參蘆兩齊盧畫鐵其參為虛貫矣
戒之　潤細粹敏經年不壞

涎給止渴生津液和中益元氣肺冷則可服肺熱還傷
肺調肺虚心悶脾助胃補五臟益陽安神定魂魄止驚
悸除邪氣明目開心益智療腸胃中冷心腹鼓痛胸脅
逆滿霍亂吐逆通血脉破堅積補陽氣不足氣短促補
中焦元氣則用升麻引之補下焦元氣茯苓爲便血虚
宜補氣而血自生所謂陽旺則陰血自生入手太陰肺
經而能補足陽明胃經之陰火如用人參必與陳皮同
服以利其氣味甘溫而瀉火補中益氣止喘氣短損其
元氣以此補之蒼黑人服之恐反助火邪而爍真陰可
用黄芪白术代之若肥白人服之妙如服參多而氣悶

作喘者急煎枳殼以解之其肺熱喘嗽勞嗽吐血俱禁用　生上黨及遼東者良如人形有神參芦和細辛收經年不壞　凡使要大塊肥澤者佳　得五味子麥門冬能瀉火益肺　參芦大瀉太陰之陽如人暴怒則肝主怒肺主氣怒則氣逆肝木乘火侮肺致成痰嗽故咳逆等症可用參芦吐之　余在都中每見醫以人參浪用不審可否惟騐補之往往甕傷不可勝計同志者慎之　製法細切用厚紙包童便微浸蒸晒乾用

天門冬　味苦平性大寒升也無毒　貝母地黃為使畏曾青　忌鯉魚　入手太陰肺經　足少陰腎經藥

主保肺氣不被熱擾定喘促陡得安寧止嗽補血冷而潤肝心鎮心止吐血衄血性冷而能補大虛悅顏色除寒通腎氣治肺痿生癰吐膿止消渴利小便主諸暴風溼偏痺強骨髓殺三虫去伏尸養肌膚益氣力療五勞七傷久服輕身延年衍義云治肺熱之功居多其味苦泄而不收寒多之人禁服　製法　去心焙乾用

麥門冬爲君　味甘平性寒降也陽中之陰無毒　畏苦參惡款冬花　地黃車前為使　入手太陰肺經藥

主退肺中隱伏之火生肺中不足之金止燥渴陰得其養彼虛勞之熱不能侵又清心解煩熱而除肺熱開鬱

氣益心腸勞熱可除煩可保安神強陰益精而補肺中
元氣及治血妄行并五臟羸瘦短氣身重目黄心下支
滿消穀調中止久嗽肺痿吐膿血能令人肥健有子若
與地黄麻仁阿膠同用潤經益血復通心脉
製法　去心用仁乳拌蒸尤効連心用令人煩悶
甘草　味平無毒　白术乾漆苦參為使　忌猪肉松菜
惡遠志　反大戟芫花甘遂海藻
其性生則寒炙則溫生則分身稍瀉火炙則健脾胃和
中解百毒有効協諸藥無爭以其甘能緩急故有國老
之称也大緩諸火下焦藥少用恐太緩不能速達此藥

為衆藥之王安和草石厚德載物之君子也治五臟六腑寒熱邪氣溫中下氣消煩氣短咽痛咳嗽通經脉利血氣療瘡疽堅筋骨能緩寒熱炙補三焦元氣養血補血腹中急縮宜多用之心火乘脾以炙甘草瀉其火而補脾胃中元氣陰莖痛是足厥陰肝經氣滯兼熱用甘草稍以緩其氣同黃柏用之効稍又能除胸中熱　節能消腫導毒　有嘔吐禁用以其甘緩又作嘔也

製法　凡用去皮或酥炙蜜炙用

熟地黃　味苦甘性溫沉也陰中之陽也無毒　入手少陰心經　足少陰腎經　手厥陰包絡　足厥陰肝經

一名芑一名苄以水浸沉者佳　惡貝母　畏蕪荑
主活血氣封填骨髓滋腎水補益真陰傷寒後脛股最
痛新産後臍腹難禁補血且療虚損止崩漏治勞怯安
魂補内傷保心神能除驚悸補血衰長肌肉又且益精
男子五勞七傷女子傷中胞漏下血破惡血溺血跌折
絶筋傷中逐血作湯除寒熱積聚利大小腸及諸血妄
行退勞熱老人中虚燥熱黑鬢髮通血脉益氣力利耳
目生者尤良若中滿痰盛者禁用肥人不宜多服以其
泥膈滯痰故也如欲用以姜汁拌炒之　花即地髓花
可單服延年　得麥門冬清酒良　熟補腎生凉血

製法　凡使不犯鐵器用木甑沙鍋酒蒸犯鐵令人消腎男損血女損氣　忌食蘿蔔令人鬢易白

生地黄　味甘苦性大寒沉而降陰也無毒　入手太陽小腸經　手少陰心經

主凉心火之血熱瀉脾土之温熱止鼻中之衄熱除五心之煩熱宣血更醫眼瘡又能行血兼止吐衄便紅咳血又治析傷産後血上攻心悶絶傷身及女人經水閉絶崩中血不止胎動下血胎不落墮析傷瘀血留血衄吐皆可擣汁而用之治虚癆骨熱凋燥經水不止能使歸經熱牙腫痛補腎水真陰不足感寒治少陰心熱在

內有補陰降火之功病人熱多身虛者勿用
製法　凡使忌鉄器酒洗用
白朮之味甘氣温可升可降陽也無毒　防風地榆為使
忌食桃李雀蛤　入手太陽小腸經　手少陰心經
足陽明胃經　足太陰脾經藥
主利水道有除湿之功強脾胃有進食之効佐黄芩有
安胎之能君枳實有消痞之妙消痰温胃而止吐瀉益
脾止嘔而動氣不宜療風寒湿痺補虛勞消腫除胃中
熱利腰臍間血袪大風在身面死肌痙疸風眩頭痛目
淚出逐皮間風水結腫除心下急滿及霍亂吐瀉不止

生津液，暖胃，消穀嗜食，治脾胃虛弱，不思飲食，消宿滯，除寒熱，止下瀉，水腫脹滿，水瀉嘔逆，腹中冷痛，利小便，安胎，止汗，消痞，補中。傷寒動氣及心腹肉氣疼甚，并諸風疼痛者禁用。

製法　米泔浸洗，切片，向東陳壁土拌炒，去土用。

蒼术　味苦甘辛，烈，氣溫，浮而升，陽也，無毒。入足陽明胃經、足太陰脾經藥。

主補中除濕，力不及白术，寬中發汗，功過於白术。治胃燥脾勝濕，平胃氣，驅嵐瘴，傷寒痺濕癧俱可發散。衍義云：氣味辛烈，發汗尤速，雄壯上行之氣，能除濕氣下安太陰故感寒用之使邪氣不傳脾經且能發汗治濕痰身多軟重許學士用之以治痰飲成窠行痰極効癖痰挾瘀血成窠囊與撫芎全用總解諸鬱凡鬱在中焦以撫芎開提其氣而升之食在氣上氣升則食降每茯苓白术及補血藥治産後症使水自降療右邊頭痛屬熱屬痰及治太陰頭痛消谷進食辟瘟疫風在身面除惡氣消痃癖心腹脹痛止嘔吐鹽水炒佐黄栢力健行下焦除腰足濕熱

製法　先用滚水洗去沙土然后用滚米泔浸三日三換洗去粗皮切片晒乾炒用

黄耆　味甘氣温可升可降陰中陽也無毒　入手少陽三焦經　手太陰肺經　足太陰脾經　畏防風　得防風其力愈大者蓋相畏而相使也酒炒過用　惡皂

甲白鮮皮

主温分肉而实腠理益元氣而補三焦内托陰症之瘡瘍外固表虗之盗汗止痛排膿主癰疽之久敗補虗療弱止虗渴以強筋实皮毛閉腠理而不令自汗治耳聾祛瘋癩五痔鼠瘻小兒百病婦人子臓風邪逐五臓中間悪血補丈夫虗損劳傷羸瘦腹痛泄痢利陰氣療筋挛治虗劳自汗補血及脾胃虗弱定虗喘短氣退虗熱瀉

陰火補肺氣利腸風止血崩帶下月候餘匀胎前產後
一切病症補脊三焦命門元氣凡脾胃一虛肺氣先絶
用此以益皮毛其勞熱甚者加而用之氣虛頭痛與人
參為主治之蒼黑人及氣盛者少服嗽者減用以其補
氣故也　凡使用微黃色皮中白綿軟者佳一云動三
焦之火治瘡瘍生用補虛蜜炙用外行表中補脾胃下
治傷寒尺脉不至乃三焦之藥也勞力甚者加而用之
白芍藥　味苦酸平氣微寒升而微降陽中陰也有小毒
雷丸為使　惡石斛硝石鱉甲小薊　反藜芦　入手
太陰肺經　足太陰脾經　有赤白二種白補而赤瀉

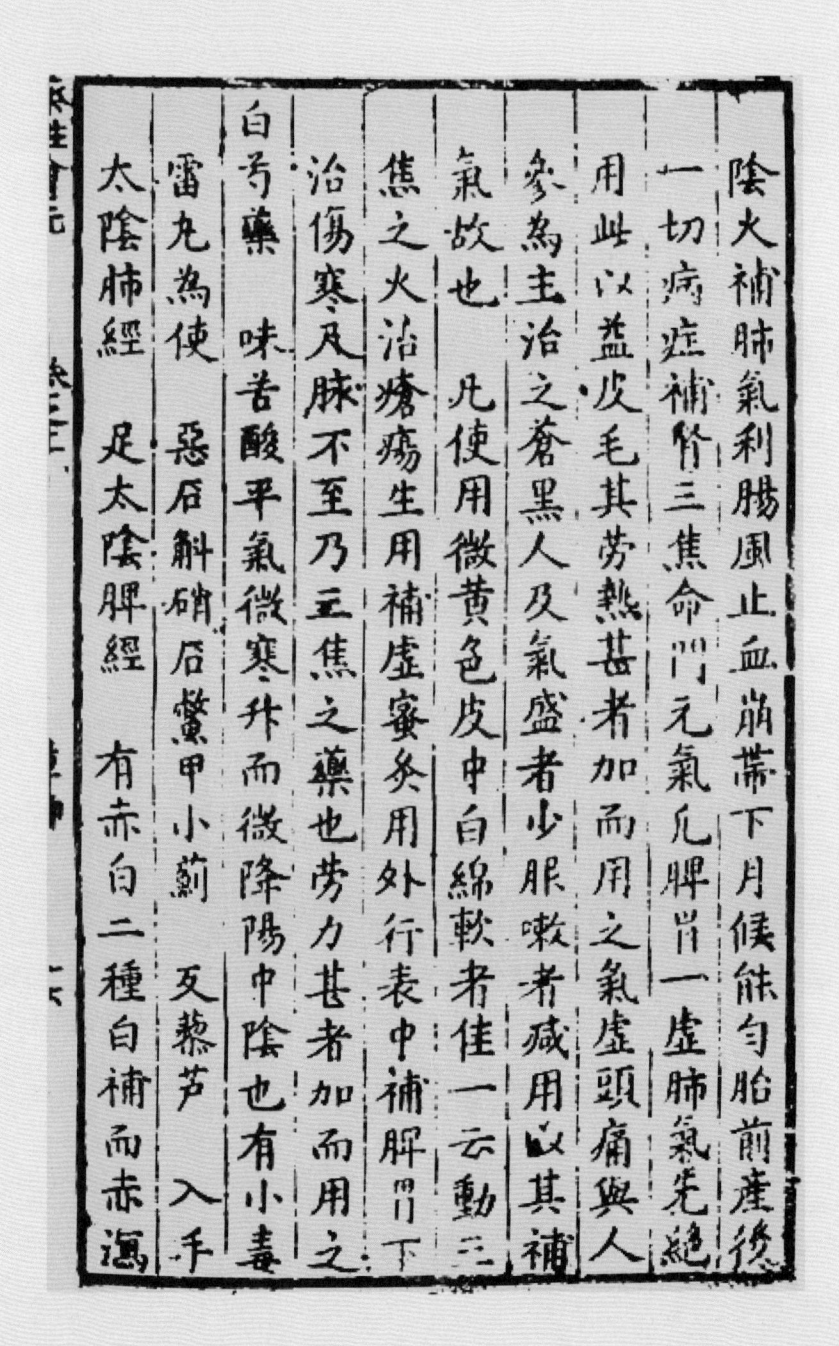

白收而赤散俱為臣得甘草為佐
主扶陽氣大除腹痛收陰氣陡健脾經墮其胎能逐其血積其肝能緩其中補虛而生新血退熱尤良亦可安胎止痛惟治血虛腹痛其餘腹痛不治以其酸寒收斂而無溫散之功故也產後禁用蓋為伐生發之氣諸火不宜恐酸寒斂火而不能降解與白术同用則能補脾與川芎仝用則能補肝與人參白术同用則補氣治腹中痛下痢須炒後重者不炒一云血虛寒人禁用古人有減芍藥以避中寒誠不可忽　製法酒浸引經

赤芍藥　氣味畏惡反使俱同前　主破血而療腹痛煩

熱亦解通經除熱明目下氣利小便膀胱大小腸熱秘
水氣療邪氣腹痛逐賊血消癰腫
石菖蒲　味辛氣温平無毒　秦艽為使　惡麻黄　忌
飴糖羊肉勿犯鉄器　生石㵎一寸九節者良其露根
泥菖夏菖俱勿用又有形似竹根鞭色黑氣穢味腥者
俱不入藥
主開心氣療冷氣更治耳聾明目療風寒欬逆上氣補
五臟通九竅出聲音耳鳴痛兼治頭風殺諸蟲辟鬼氣
癰瘡疥瘙止小便利四肢湿痺不得屈伸温腸胃下氣
除煩悶療心腹痛胎動下血身積熱不解可作湯浴久

服聰耳目不忘事不迷惑益心志

遠志 味苦氣溫沉而降陽也無毒　畏蜘蛛藜芦蛴螬　殺天雄附子毒　得茯苓葵子龍骨良　苗名小草似麻黄無節

主有寧心定志之妙止夢中遺精療欬逆傷中補不足强陰益精令人智慧定驚悸聰耳明目不忘除邪氣利九竅强志倍力利丈夫安心神補虛損壯陽道去心下膈氣脾胃中熱面目黄

製法　去心用甘草黑豆湯浸煮炒乾用

五味子　味酸性溫可升可降陰也無毒　肉蓯蓉為使

惡萎蕤　勝烏豆　其味酸甘鹹苦辛鹹　入手太陰

肺經　足少陰腎經藥

主滋腎經不足之水收肺氣耗散之金除煩熱生津止

渴補虛勞益氣強陰比五味補虛下氣止嗽生津止渴

潤肺治勞嗽消酒毒強筋益精有補腎之功食之多生

虛熱蓋為收補之驟也又收肺氣治火熱咳嗽必用之

藥止栓㭾粒恐驟閉其邪宜先以桑白皮杏仁兼用之

可也若黃昏嗽者火氣浮於肺不宜用凉藥同五棓

子用斂而降之又以酸寒斂浮收目中瞳人散瘵勞傷

羸瘦生陰中肌肉养五臟生脉補元在上滋肺在下補

腎腎氣耗散用以收之　南五味治風邪在肺

知母　味苦氣寒沉而降陰也無毒　入足陽明胃經

手太陰肺經　足少陰腎本經藥

主瀉無根之腎火療有汗之骨蒸止虚勞之陽勝滋化源之陰生治咳嗽而潤心肺消熱渴以理傷寒治熱中下水補不足益氣勞熱傳尸注病産後蓐勞久瘧煩熱滋腎水化熱斑除邪氣肢體浮腫膈中惡及風汗内疸安心定悸虚人口乾加而用之與貝母同治久嗽勞嗽食積化痰與地骨皮仝用能降肺火

製法　去毛上行用酒炒下行用塩水炒勿犯鉄器

貝母　味辛氣平微寒無毒　厚朴白薇爲使　惡桃花
畏秦艽礬石莽艸　反烏頭　治人面瘡燒灰油調傅
之效　詩言采其䖟即貝母也大療欝結
主清痰止嗽而利心膽理傷寒大除煩熱療金瘡乳癰
喉痺疝瘕淋瀝消心腹結實脹滿消痰潤肺解熱毒惡
瘡能歛口生肌散胸中欝結之氣及久思積慮心中不
快欝愁者甚効凡文人詩客吟作不読心思太甚胸膈
欝〻生痰者最妙參勞怯熱極消瘦癰惡風寒目眩項
直安五臟利骨髓又治久嗽勞嗽與石羔同用治胃火
與瓜蔞仁同用治上半日嗽與陳皮黃芩同用治口燥

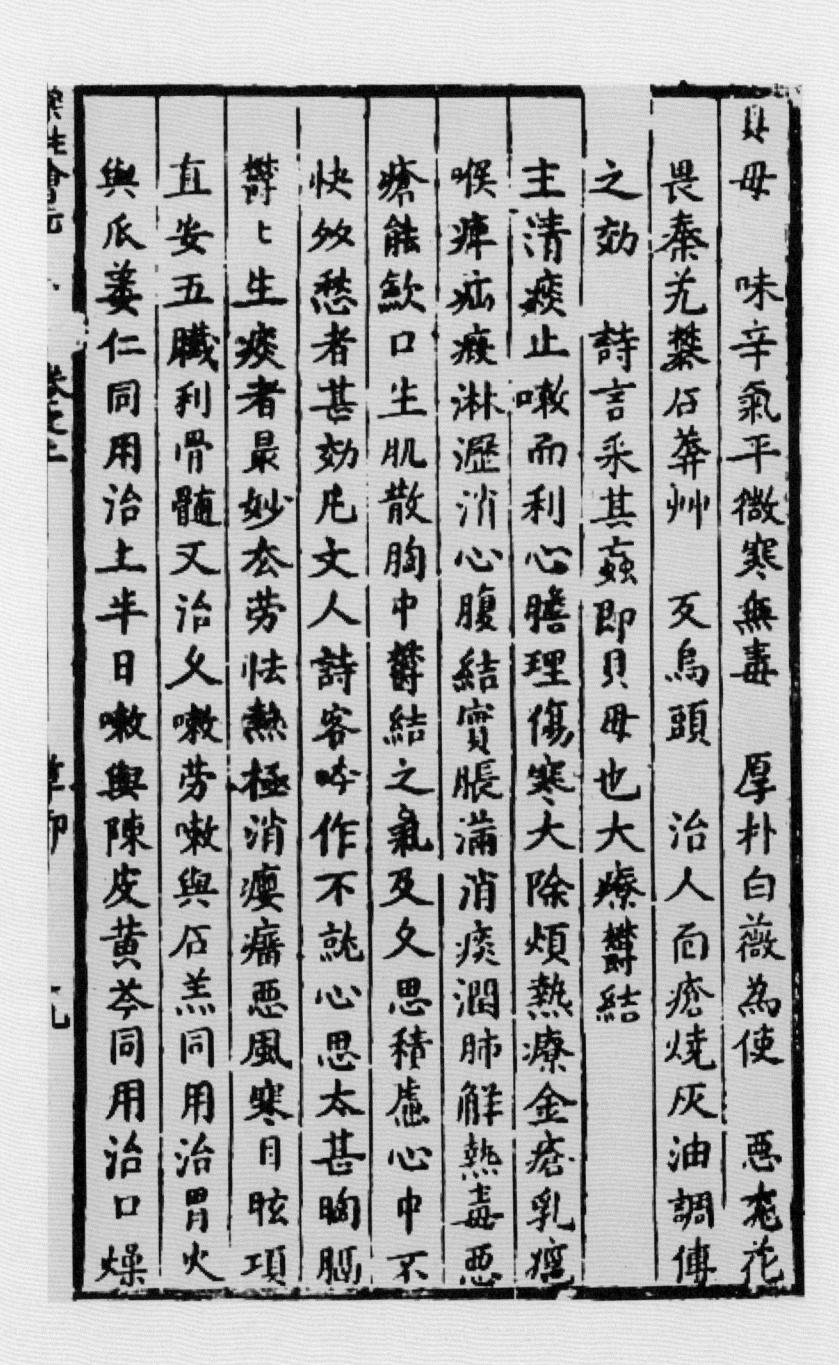

咽乾痰成塊核　凡使須借於别藥去心用龍潭白潤
大箇者佳
黄芩　味苦平氣寒可升可降無毒　山茱萸龍骨為使
惡葱實　畏丹砂牡丹藜芦　入手太陰肺經　手陽
明大腸經　圓實者為子芩力宏勝破者名宿芩腹中
腐者名枯芩俱入肺經藥
其性中空而飄者瀉肺火消痰利氣除風濕番熱於肌
表細實而堅者瀉大腸火养陰退陽滋化源退熱於膀
胱退諸熱而治五淋崩因熱者療熱盛黄胆止痢着血
崩虚寒者不可用安胎及胎因火動逆逼上下衝心作

喘者急用以消之須沉實者為最降三焦火下行及治
痰熱須用中空枯芩以其能救肺中之火故感寒方内
治太陰肺熱在胸若去上焦濕熱必須以此瀉其肺火
肺有濕亦宜用之肺虛不宜多用多則損肺又當用天
麥門冬知母之類又療腸澼熱洩痢逐水下血閉惡瘡
發背乳癰疔瘡疽蝕火瘡目赤腫鮮肌肉中風熱泄肺
受火邪消膈上痰熱祛胃中濕熱小腹絞痛利小腸主
天行熱疾下痢膿血腹痛後重得厚朴黄連止腹痛得
五味子牡蠣令人有子得黄芪白斂赤小豆治鼠瘻

製法　酒浸上行酒炒入肺經不炒入大腸經

黄連　味苦氣寒沉也陽也無毒　黄芩龍骨為使　惡
菊花芫花玄参　畏款冬花　勝烏頭　解巴豆毒
忌猪肉冷水　入手少陰心經
主瀉心火消心下痞滿之狀療腸澼除腸中混雜之紅
治目疾暴發痛淚治瘡瘍首尾皆同厚腸胃而止瀉痢
除心熱兼療口瘡五勞七傷心腹疼痛定驚悸療煩燥
止消渴除水氣天行熱病中暑五臟冷熱久下洩痢膿
血陰中腫痛利骨調胃益膽與黄芩同用療肝膽之火
又治熱積姜汁炒辛散衝熱有功且治肝火消舌上瘡
療小兒食傷腹痛癖病若以酒拌晒乾能治心煩為末

老酒調服治口瘡良

製法　上行酒炒衝熱散火姜汁炒瘡瘍生用

胡黃連　味苦氣平沉也陰也無毒　生胡國似乾楊柳心黑外黃折之有煙塵飛出者真　惡菊花玄參　忌豬肉令人漏精

主療男婦骨蒸勞熱邪小兒食積痞熱及果食傷積滯久痢成疳傷寒咳嗽溫瘧補肝膽明目理腰腎去陰汗小兒諸疳驚癇寒熱下痢霍亂婦人胎蒸虛驚

大黃　味苦氣大寒屬水并火沉而降陰也無毒　黃芩爲使　入手陽明大腸經　足陽明胃經　手太陽小

腸經　足太陽膀胱經　酒浸引之上至巔頂入大腸經酒洗入胃經餘經用生下行者不用酒浸洗　桔梗載之可浮胸中　無所畏惡

其性沉而不浮其用走而不守奪土鬱而無壅滯定禍亂而致太平故名之曰將軍能通秘結導瘀血通腸滌熱宣氣消癰除結熱滌腸胃蕩燥屎推陳致新最快治宿食留飲積聚破癥瘕療傷寒極熱便結心腹脹满通血閉及諸老血治小腸痛利水穀道瀉諸實熱除湿熱安和五臟治一切瘡毒癰腫便毒魚口疔疽丹溪云苦寒而善泄仲景用之以療心氣不足而吐衄者名瀉心

湯正謂少陰經不足本經之陽亢其無補者以致陰血妄行飛越用此以瀉去亢甚之人使之平和則血歸經而自安夫心之陰氣不足非一日矣肺與肝俱受火而病作故苓救肺連救肝肺者陰之主肝者心之母血之舍也肝肺之大既退宜其陰血復舊衍義不明說而曰邪熱因不足而客之何以明仲景之意以開後人之矇瞶也且治頭暈不可當又治舟船之上而頭暈旋轉惡心者用酒炒爲末茶清調下壯實之人有痰或頭重並勝醒頭重一時不能轉動須用酒炒三次為末服之立効　允使錦紋者佳　得芎藭茯苓細辛牡蠣療驚悸

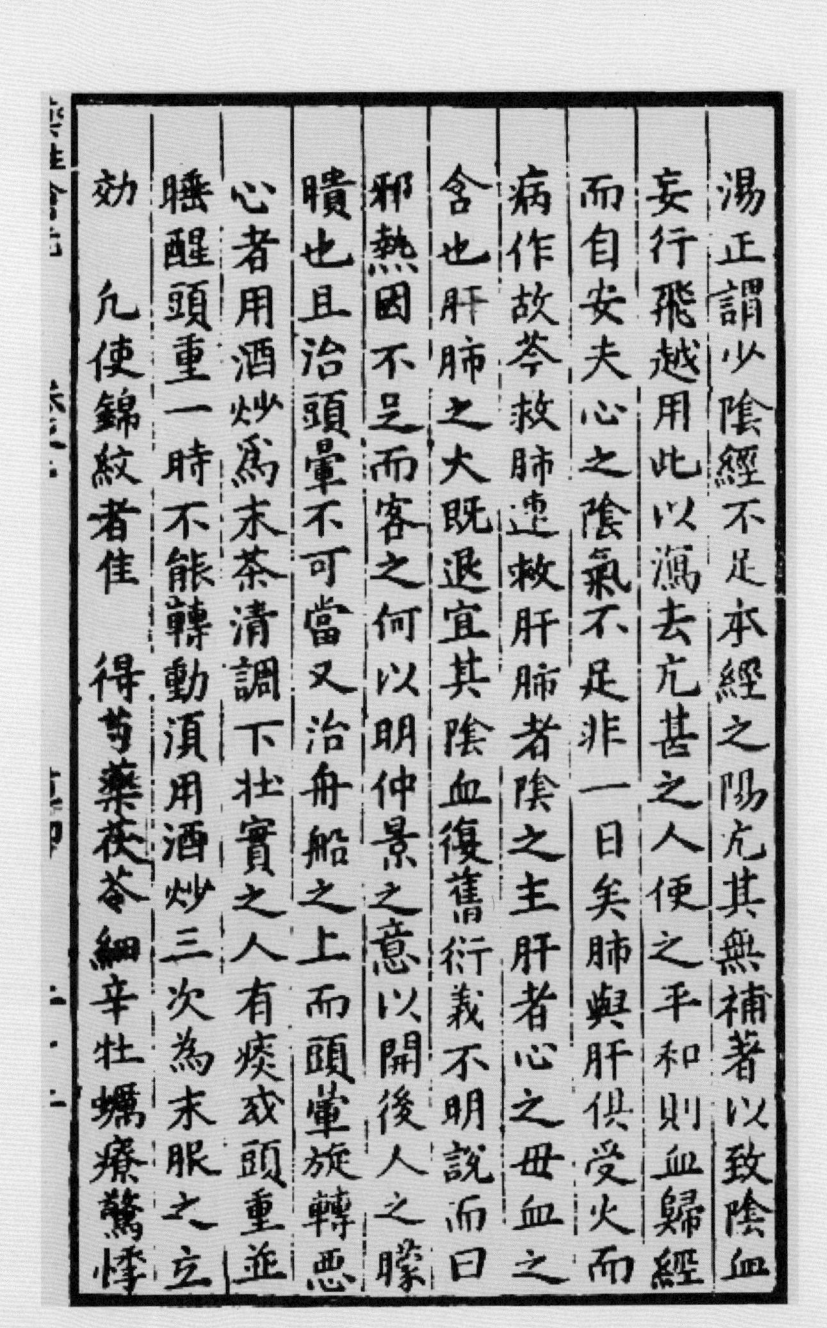

恚怒得消石紫石英桃仁療女人血閉

製法　大便燥結者俟煎藥半熟方下大黃再煎二滚滓出服勿令煎熟瘡毒在下焦俱生用其餘製具於前　又製熟大黃用醇酒九蒸九晒備下聽用

連翹　味苦平性寒升也陰也無毒　入手少陰心經手少陽三焦經　手陽明大腸經　足少陽膽經　足陽明胃經藥　有大小二種根名連軺

主瀉諸經之客熱散諸腫之瘡瘍排膿而消腫除心熱而破癭瘤堪行月水利小便專治寒熱瘰疽發背鼠瘻瘰癧惡瘡不可缺也瀉心火降脾胃濕熱及心驚客熱

療蠱毒有神功通利五淋去白蟲能散諸積聚氣血凡
治血症以防風為上使連翹為中使地榆為下使不可
不辨衍義云治痢有微血不可執以連翹為苦燥劑虛
者多致危困實者宜用

龍膽草　味苦濇性寒沉也陰也無毒　貫衆為使　惡
防葵地黃
主退肝經之邪熱除下焦之湿腫益肝膽定驚掃痓蟲
明眼目治黃疸赤眸腫痛睛脹翳膜瘀肉高起痛不可
忍以柴胡為君治眼疾必用之藥療骨間寒熱驚癇邪
氣續絶傷殺蠱毒除胸中伏熱時氣溫熱泄下痢去腸

中小盅又治小兒客忤痒氣久服益智不忘此藥勿空
心服餌之令人溺不禁
製法　凡用去蘆并出土頭用甘草湯浸一宿若上行
用醇酒浸
天花粉　味甘氣寒沉也陰也無毒　即栝蔞根也又曰
瓜蔞根　入手太陰肺經藥
主治消渴身熱煩滿大熱除腸胃中痼熱八疸身面黃
脣乾口燥短氣排膿消腫及乳癰發背痔瘻瘡癤等毒
其能補肺潤能降氣胸膈有痰者以肺受逼失降下之
令今得其緩潤下之助則痰自降故大能降上膈之痰

宜其為治嗽之要藥也又云洗滌胸膈垢膩治消渴
必用藥也

瓜蔞仁　味甘氣寒無　毒

甘治痰嗽利胸膈甘能補肺潤能降氣胸膈有痰者以
肺受火逼失降下之令今得潤下之助則痰自降乃止
嗽之要藥又云洗滌胸中垢膩鬱熱治消渴之聖藥也
消腫毒癰疽痔瘻瘡癤下氣下乳汁定肺喘又能寬中

製法　去殼去油若痰在上膈欲令其吐者不必去油
蓋病久虛人之痰別藥吐之恐力不能勝用帶油者其
痰自豁

苦參　味苦氣寒沉而降陰也無毒　玄參為使　惡貝母菟絲子藜蘆　入足少陰腎經　少入湯藥入丸藥主治大風赤癩眉脫遍身風熱細疹痒痛及熱毒風痺肌體煩燥殺蟲癰毒瘡疥逐濕並脚氣痛黄疸溺有餘瀝利水除心腹結氣癥瘕積聚補中明目止淚養肝膽氣安五臟定志益精利九竅除伏熱止渴醒酒療小便黄赤惡瘡下部䘌平胃氣令人嗜食療時氣惡病大熱腸澼丹溪云屬火能補陰氣或服之而致腰重者以其氣降而不升也亦傷腎之謂治大風有功况風熱溼疹乎又治狂邪無時披頭大叫不避水火為丸薄荷湯下

製法　細切醇酒拌浸

香附子　味甘氣微寒沉也陽中之陰無毒　即莎草根

一名雀腦香

主理婦人血氣消食化氣暖胃温脾女科必用之要藥入氣分而能生血此陽生陰長之義也大能下氣除痰中熱久服益氣長鬚眉療虚腫及一切風治霍乱心腹痛腎氣膀胱冷開鬱結諸鬱中不可缺充皮毛又逐去凝血炒黑止崩漏下血又能横行手臂間

製法　陰乾石臼搗碎勿犯鉄器須用童便浸或醋煮不則性燥

縮砂仁　味辛苦氣溫無毒　一名縮砂密　入手太陰肺經　手陽明大腸經　足太陰脾經　足陽明胃經

主止吐瀉安胎化酒食消食化氣暖胃溫脾去殼取仁止瀉痢炒過治妊婦腹痛安胎中用者乃血中之氣藥以其能治痛行氣也又療虛勞冷氣宿食不消赤白痢及休息痢霍乱心腹痛脾胃氣結滯不散心腹虛冷痛乃婦人之要藥也

製法　去殼展碎亦有應炒者

玄胡索　味苦辛性溫可升可降陰中之陽無毒　一名延胡索入手太陰肺經　足太陰脾經　足厥陰肝經

主活精血療産後之疾調月水胎前諸症理氣痛凝血截心腹疼懸腰痛下行腎氣破腹中結塊崩中淋瀝因損下血産後血暈懸血衝上癥瘕及産後諸疾因血為病者皆療之

秦艽　味苦辛氣微温可升可降陰中陽也無毒

菖蒲為使　入手陽明大腸經　入足陽明胃經

主除四肢風濕若攤癱遍身黃疸如金攻風逐水又除肢節之腫治膽時行勞熱能消浮腫利小便主寒熱邪氣寒濕風痺無問新久通身拘急傳屍骨蒸五種黃病下水養血勞筋中風手足不遂入陽明止牙疼口瘡

製法　去芦毛用童便浸一宿晒乾凢使長潤黄色佳

葳靈仙　味苦鹹性温可升可降陽中陰也無毒

凢服忌茶及麵湯　冬月丙丁日採陰乾

主推腹中新旧之滯消胸中痰唾之痞散痾痒皮膚之風利冷痛腰膝之氣宣通五臟能消骨鯁虀汁灌喉嚨療一切折傷治諸風湿冷大風中風不語手足不遂口眼喎斜去大腸風心膈痰水久積癥瘕痃癖氣塊膀胱宿膿悪水脚疾不能動履卅溪云然雖治痛之要藥氣虚弱者禁用採近流水声嚮者其性好走務採不聞水声者佳痛風在上者服之此藥去衆風通十二經脉朝

服蓉劾衍義云治腸風性快多服蹺人五臟真氣常服之無疾癃

木香　味苦辛氣微温陰也降也無毒　崑崙青木香能行氣出廣州舶上形如枯骨者佳油重者妙又一種土木香不入藥

主調諸氣不可抉泄肺氣不可無止痢健脾氣疼是實去膀胱冷氣除癥瘕止瀉痢腹痛如神行肝氣火煨用實大腸療氣劣飢中偏寒主氣不足消蠱毒殺鬼精物喘泄胸腹中積滞寒冷之氣治九種心痛霍亂吐瀉腹疼嘔逆翻胃消食強志安胎女人血氣刺痛辟邪毒瘟

疫温瘧此乃順氣行藥之精久服不寤寐夢魇

澤瀉　味甘鹹氣寒沉而降陰也無毒　一云陰中之陽

畏海蛤文蛤　入足太陽膀胱　足少陰腎經

主去胞垢而生新水退陰汗而止虚煩治小便淋滯仙

藥療水病濕腫靈丹利水通淋而補陰不足止洩精逐

膀胱三焦停水除濕行水之功尤捷治小便閉去陰中

汗若無此病服之令人眼疾謂行去其水故也仲景用

之不過接引桂附歸就腎經也然服此藥未有不小便

多者小水既多腎氣焉得不虚又主風寒濕痺泄瀉煩

渴乳難除五臟痞滿起陰氣消渴

實主風痺消渴益腎強陰補不足除邪溼久服耐老輕身
令人無子

車前子　味甘鹹氣寒無毒　即詩芣苢大葉長穗好生
道傍　葉通五淋止鼻衄尿便熱痢
主止瀉痢利小便除熱去風明眼目能令膀胱水穀分
能滑胎治氣癃閉男子傷中女人淋瀝不欲食除溼痺
療肝中風風熱衝目赤痛瘴醫腦痛淚出養肺強陰益
精令人有子雖利小便而不走元氣與茯苓同功又治
難產為末酒調服

玄參　味苦鹹微寒無毒　惡黃芪乾姜大棗山茱萸

反藜蘆　勿犯銅器，不則令人喉噎喪目。

主治結熱毒癰，清利咽膈，攻喉痛，除風熱，明眼目，療腹中寒熱積聚，女人産乳餘疾，治傷寒身熱支滿，狂邪温瘧，骨蒸傳屍，瘰串腫項核，血瘕堅癥，下寒血，除胃中氣，下水止煩渴，補腎氣，定五臟，久服補虚明目。又治暴中風。易老云：乃樞机之劑，管領諸藥上下，肅清而不濁，故治空中氤氲之氣，瀉無根之遊火，以玄參為聖藥也。又為足少陰腎經君藥。　凡使酒蒸黑用。　惡黄耆、乾薑、大棗、山茱萸，反藜蘆。

牛膝　為君，味苦酸，氣平，降也，陰也，無毒。　惡螢火、龜甲，畏白前。

主補精強足，療脚疼，補虚攣膝痛，通月經，男子陰消，女

人失溺及寒溼痿痹腰腿之疾不可缺也小便不利莖
中澁痛加而用之女人亦然四肢拘攣不可屈伸竹木
刺入肉嚼爛塗之即出能逐惡血流結傷熱火爛墮胎
傷中少氣補中續絶傷填骨髓除腦中痛及臍脊痛壯
陽强隂添精利氣止髮白助十二經脉能引諸藥下行
至足其牛膝膏大損胃氣不可多服多則令人不食宜
量之　凡使用長大而潤者佳去蘆酒浸洗用忌牛肉

天麻　味苦甘氣平降也陽也無毒　其苗名定風草與
御風艸相似誤服令人患結腸不可不慎用明天麻妙
主療大人風熱頭眩治小兒風癇驚悸袪諸風麻痹不

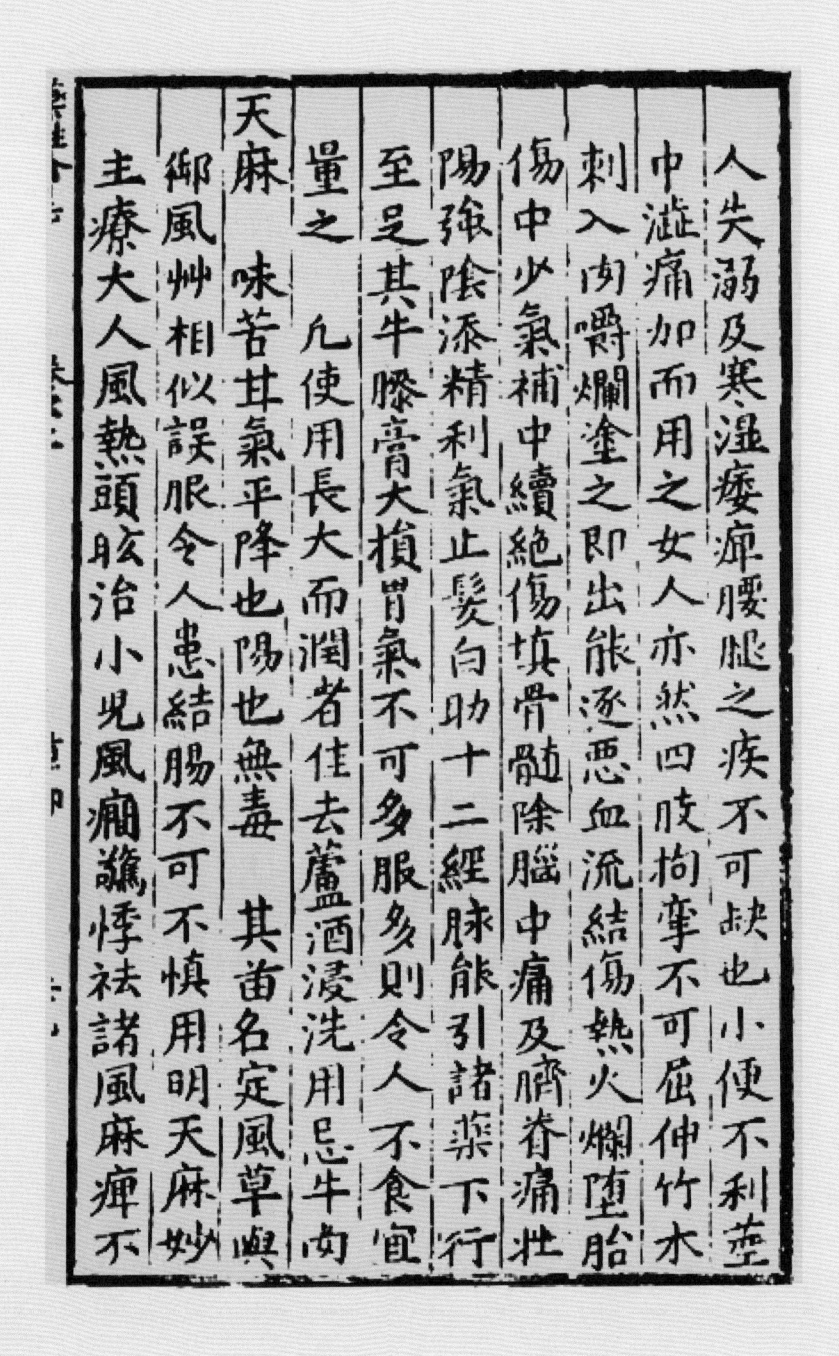

仁治癱緩語言不遂利腰膝強筋力通血脉達関竅主湿痺拘挛逐諸風益氣強筋苗名赤箭風痰眩暈眼黒頭旋風虚内作非此不能除　凡使必佐他薬須多用之有効

白蒺藜　味苦辛氣微寒無毒　烏頭為使　色黒者不入薬色白者佳生北地道傍開黄花結芝刺

主治風瘡而明目陰痛煎湯浴之　又治身体風痒咳逆傷肺肺痿喉痺癰腫牢牙固齒止遺瀝泄精溺血小兒頭瘡其實可作摩粉止煩下氣去白癜風惟沙苑者補腎固精

防巳　味苦辛氣平降也陽中之陰也無毒　本草云
漢防巳爲君木防巳爲使樓木漢二防巳即是根苗爲
漢主水氣木主風氣又云木防巳不入藥古方通用之
殺雄黄毒　惡細辛　畏萆薢
主消風散腫治濕痺風熱拘攣癰風腫水腫癰腫殺疥
虫利大小便並風氣水氣治腰下至足濕熱脚氣之腫
去膀胱畜熱通十二經及治中風手足拘急主肺痿咯
痰多血與葶藶等分爲末糯米飲調一錢服甚効治下
焦濕可以爲君以黄栢佐引之
紫菀　味苦辛氣溫無毒　款冬花爲使　惡天雄瞿麥

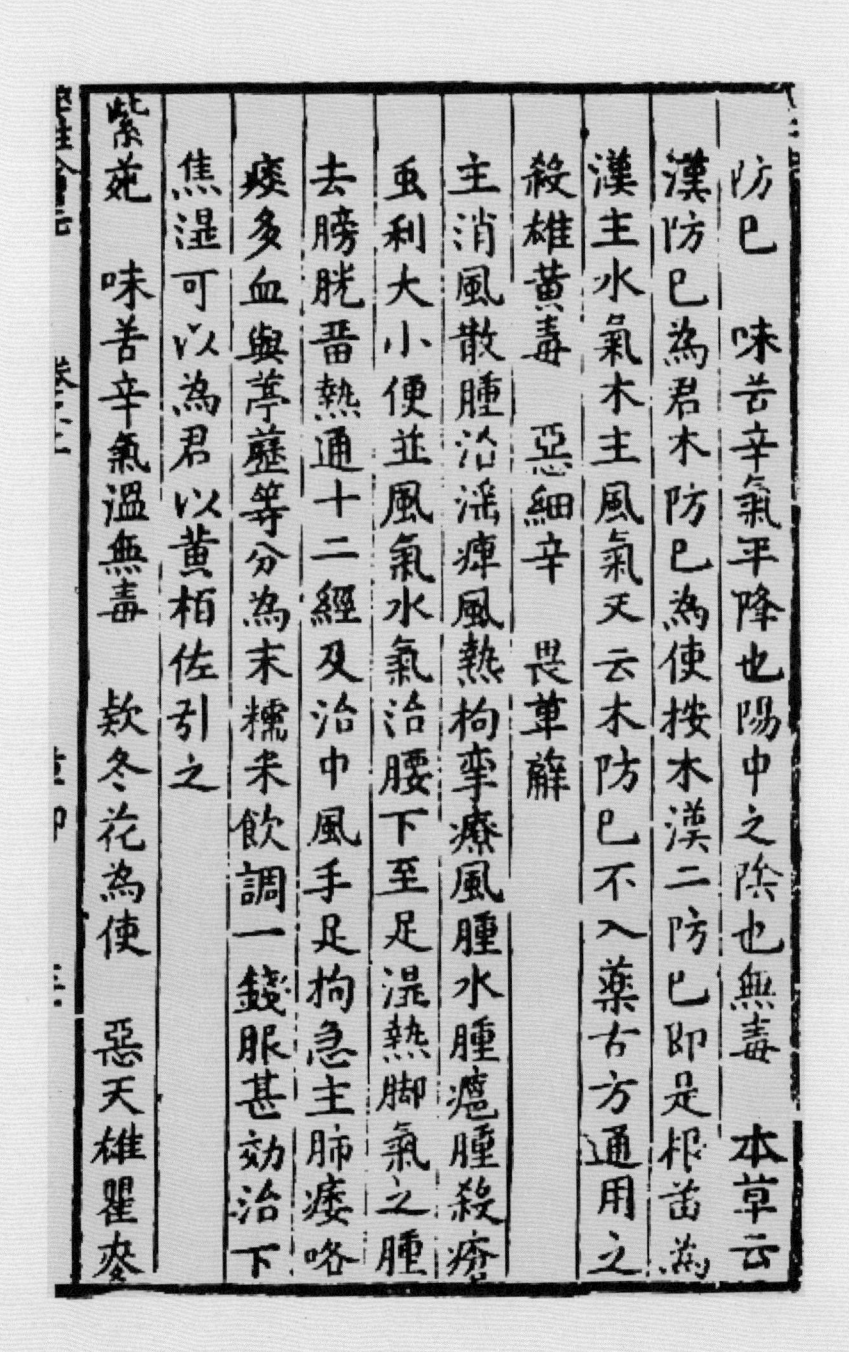

雷丸遠志　畏茵陳　凡使去芦蜜水浸一宿焙乾用

主治嗽化痰定喘止唾紅痰補虛止渴安五臟通結氣滯於胸中瘀欬逆上氣久嗽痰中見紅殺蠱毒益肺氣去胸中寒熱又治肺痿咳唾膿血止悸五劳体虛補不足定小兒驚癇

百部　味苦氣寒又云氣微溫無毒又云有小毒

主治肺熱咳嗽年久劳咳能潤肺益氣及治傳尸骨蒸劳熱殺蚘虫寸白蟯虫一切樹木蛀虫亦可殺蠅蠓

製法　去心皮酒浸用

款冬花　味辛甘氣溫無毒　杏仁為使　得紫菀良

惡皂莢消石玄參　畏貝母辛夷麻黄黄芪黄芩青葙子　此花於百花中獨不懼冰雪最先春也

主潤肺消痰止嗽定喘洗肝明目療咳逆上氣喘息呼吸肺痿肺癰唾膿血心虚驚悸除煩補劳力治消渴喉痺古今治嗽之要藥也衍义云有人病嗽者多日或教以燒款冬花三兩根于無風處以筆管吸其煙滿口愈

馬兜鈴　味苦氣寒陰中之陽無毒　只取裹面子去膈膜尽入藥炒用

主治肺熱咳嗽上逆痰結喘促五種蠱毒血痔瘻瘡以藥于瓶中燒薰患處丹溪云兜鈴治嗽以其去肺熱補

肺氣故也

百合　味甘氣平無毒　花白者佳

主歛肺治勞嗽癰痿攻發背瘡毒寧心療痰咳帶血除

熱欬消腫脹利大小便補中益氣療蠱脹痞滿寒熱遍

身疼痛及乳癰喉痺百邪鬼魅涕泣不止狂叫驚悸殺

蠱毒諸瘡仲景云治傷寒後百合之病此其義也

茵陳蒿　味苦平氣微寒陰中微陽無毒

入足太陽膀胱經　凡使須用葉有八角者採滑陰乾

去根細剉

凡採五月五日起至秋中取似蓬蒿者勿令經火氣

主治黄疸而利水攻時氣而發黄凝滯可導便秘可通
療風寒濕熱邪氣結熱遍身發黄觧傷寒煩熱頭熱腦
痛行滯氣化痰利腸去伏瘕治淋濁

鬱金　味辛苦氣寒純陽無毒　色赤似姜黄中空生蜀
川者佳　又云芳州也今釀酒以降神以其性輕揚能
達諸氣于高遠也正如龍涎無香能達諸香之氣耳以
輕揚之性故用以治鬱遏不能至者

主治血積下氣小便癃閉生肌止血破惡血血淋尿血
金瘡吐衄女子宿血結聚脹滿心氣疼溫醋磨服之

薑黄　味辛苦性大寒無毒　是經種三年以上老姜也

主治癥瘕血塊破惡血消瘡腫通月經除風熱腫毒心腹結積痃怜下氣脹樸槓瘀血産後敗血攻心又治氣為最藥其功力烈於鬱金　凡使切片慕乹麻油拌炒

蓬莪术　味苦辛氣温無毒一云有小毒

主治心疼中惡疰忤鬼氣霍乱冷氣吐酸水觧毒飲食不消寧心脾腹痛婦人血氣痛癖痃癖氣通月經消瘀血積聚女人藥中多用之能破氣中之血入氣藥能發諸香治諸氣為最要之剤孕婦忌之以其能破血墮胎也　凡使火炮切醋炒用因得醋良

京三稜　味苦苦氣平陰中陽也無毒　色黄体重狀若

鯽魚而小又有黑色如烏梅者有鬚相連變涎体輕薄
療女人血脉不調　凡使火炮用
主治老癖癥瘕結塊婦人血脉不調心腹刺痛破積除
血塊氣脹崩落胎消悪血通月經撲損瘀血產后腹痛
血暈宿血不下能破血中之氣及損真氣虛人禁用
白豆蔻　味辛氣大温輕清而升陽也無毒　入手太陰
肺經　出番舶者佳生伽古羅國
主破肺中滯氣退目中云氣散胸中冷氣補上焦元氣
治冷瀉療癧止痛温脾健胃消食寬膨止吐逆翻胃下
消穀胃与心腹冷痛寬腸進食赤眼暴發白睛紅翳者

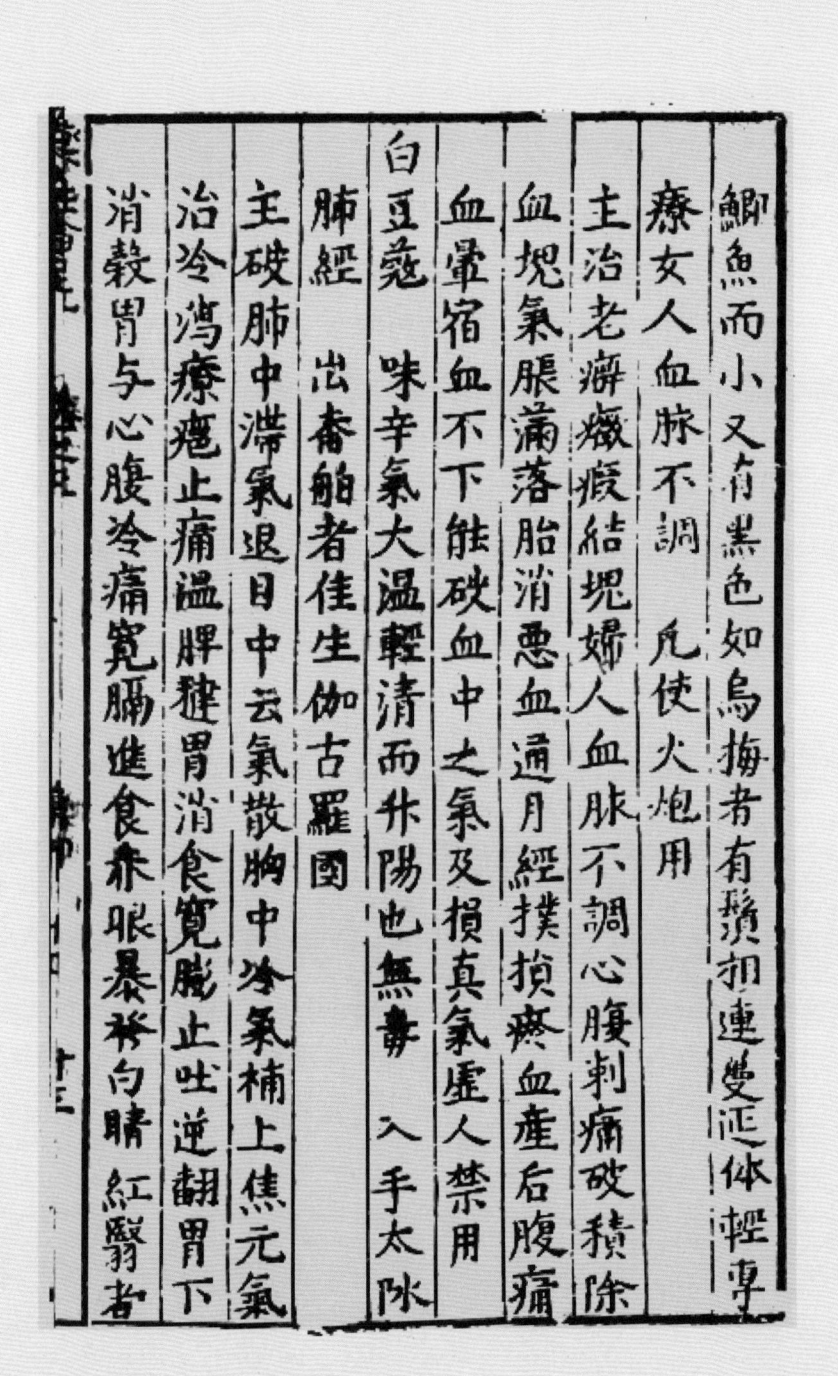

少加用之　凡使去殼微炒研用

草豆蔻　味辛氣熱陽也無毒　入足太陰脾經　足陽明胃經藥　出福建者佳謂之建豆蔻其土産谷樹子勿用　凡使麵裹煨熟用

主去脾胃積滞之寒邪止心腹新舊之冷痛治風寒客邪在胃痛及嘔吐霍乱一切冷氣虛弱而不能食者宜用之且消酒毒去口中臭氣益脾胃散冷氣力甚

紅豆蔻　味辛氣温無毒

主治腸虛水瀉心腹攪痛霍乱吐瀉解酒毒止吐酸消血杀虫不宜多服不則令人舌粗不思飲食

肉豆蔻　味辛氣溫無毒　入手陽明大腸經
主溫中止霍亂而補脾治痢蕪癖令瀉解酒消食調中
治積冷心腹脹痛脾胃虛冷並冷熱赤白痢小兒傷乳
吐逆久瀉丹溪云屬金與土以其脾得補善運化氣自
下也非若陳皮香附之駛泄衍義不詳其實漫亦因之
遂以為不可多服則泄氣得中則和平其氣
製法　麵包煨熟用
茴香　味辛氣平無毒　一名蘹香子另是小茴香
入手少陰心經　手大陽小腸經　足少陰腎經
足太陽膀胱經藥　得酒良入藥微炒

主治膀胱冷氣腫痛乳濕脚氣或陰間疝痛牽小腹疼不可忍腎勞㿗疝霍亂轉筋更通腎氣開胃調中破一切臭氣止嘔下食定痛助陽道理小腸氣本治膀胱以其先丙后壬故云小腸也 䔄香子即小茴香主治諸瘻霍乱及蛇傷與大茴香俱入飲饌用能殺腥辟臭氣若患偏墜疝氣用大八角茴香為末老酒調服以牧小為度効

旋覆花 味鹹甘氣温微冷利有小毒 一名金沸草

主明目治頭風而消痰嗽壅通膀胱水去風温止嘔散結氣脇下滿消胸上痰結唾如稠膠並心脅痰以定驚

悸除水去五臟寒熱補中下氣膀胱晋斂風氣湿痺史
問宛肉目中翳賊利大腸通血脉其根治風湿衍義云
行痰水去頭目風亦走散之藥病人氣虛者不宜多服
利大腸戒之

肉蓯蓉　味鹹酸氣微温無毒丹溪云屬土而有水与火
主益腎填精扶女子陰絶与男子陽絶治五勞七傷補
中養五臟除莖中寒熱痛強陰益精氣多子婦人癥瘕
不產血崩帯下陰痛男子泄精尿血遺瀝膀胱邪氣暖
腰強筋添髓命門相火不足以此補之丹溪云峻補精
血驟用反動大便致滑言是馬精落地所生補虛最佳

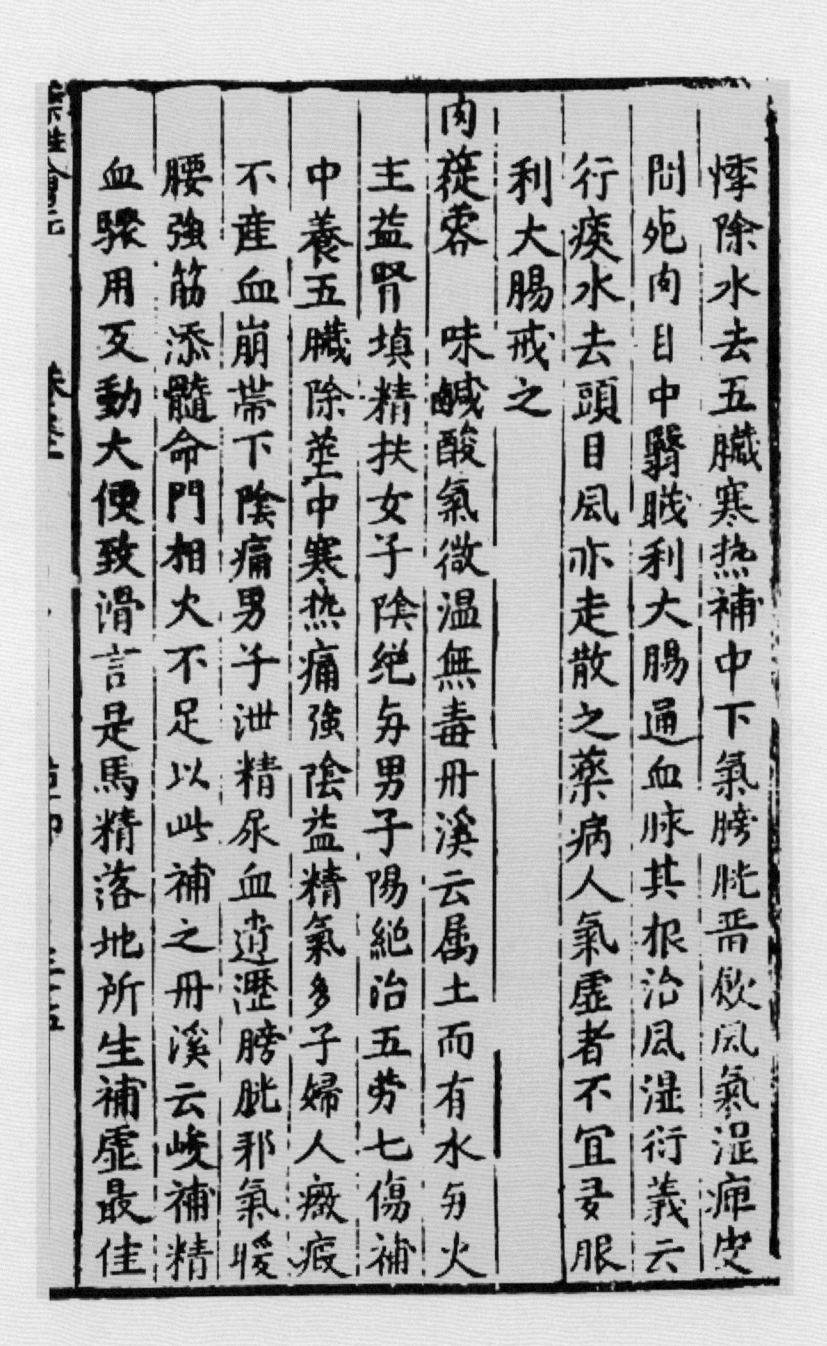

製法：酒浸一宿刷去浮甲劈破中心去白膜以酒洗净去黑汁用酒蒸作羮黑汁既去氣味旣尽然嫩者方可作羮老者入藥則不効

鎖陽　味甘醎氣温無毒可喫煮粥弥佳

主治虚補陰益精可代蓯蓉虚而大便燥結者用不燥結者勿用　製法　酥油塗炙

山藥　味甘性温平無毒　入手太陰肺經　天麥門冬紫菀為使　惡甘遂　出懐慶者佳　生則滑熟則滞氣皆不可入藥惟乹色白者可入藥一名薯蕷

主治泄精健忘傷重補虚羸癆瘦益氣力温中下氣仍

治腦腰疼補心氣不足鎮心神去腰溼長肌肉強筋骨補五勞七傷脾胃虛弱強陰補肺除煩熱潤皮膚開達心孔療頭面遊風頭風眼眩下氣充五臟久服耳目聰明丹溪云爲上而有金與水火補陽氣生者能消腫硬經曰虛之所在邪必湊之而不去其病爲實非腫硬之謂也故補其氣則留滯自不容不行矣又能安胎人所不知

菟絲子　味辛甘氣平溫無毒　薯蕷松脂爲使　惡雚菌勿用天碧子其形相似但味酸澁不入藥

主添精補髓延年辟寒腰疼有効補腎續絕傷補不足

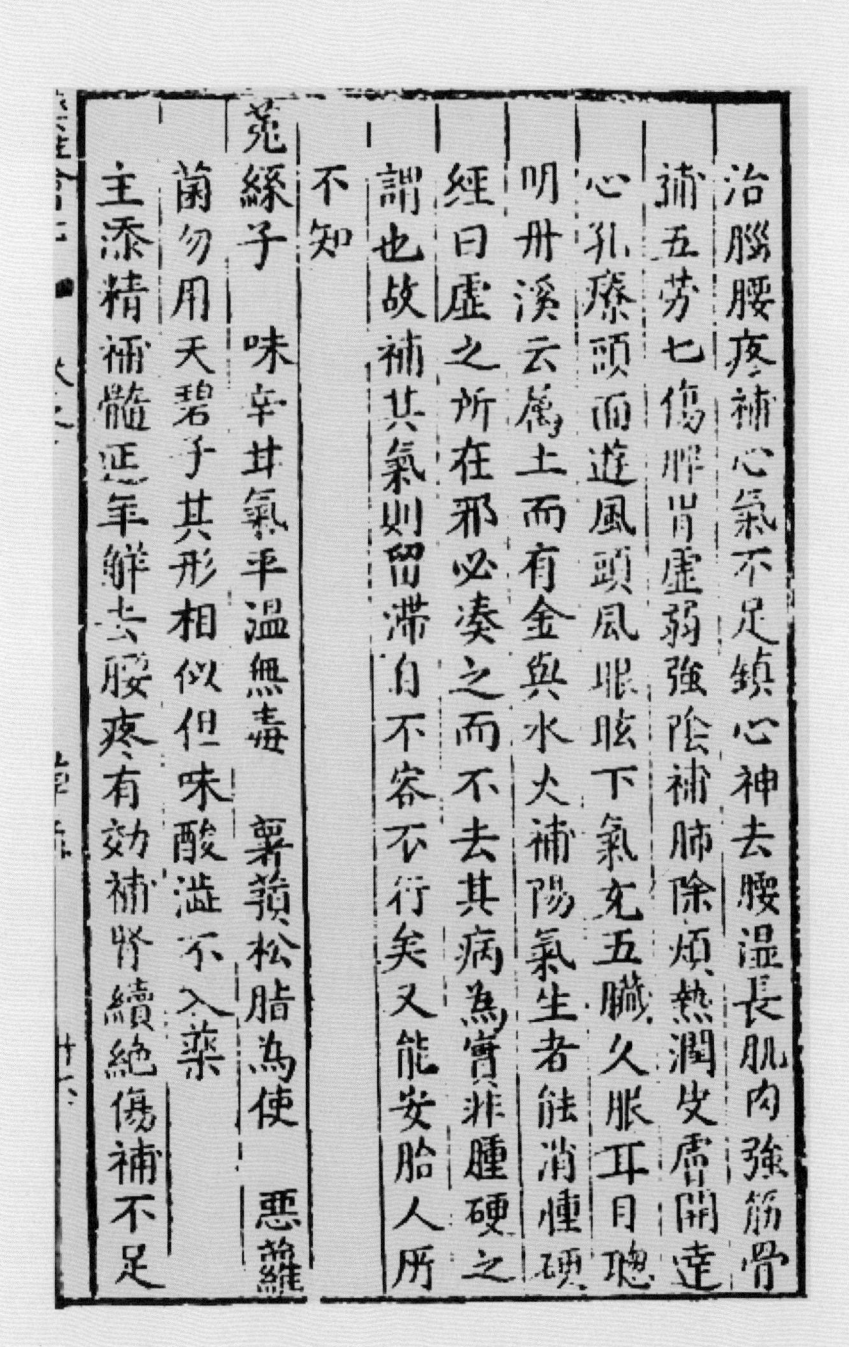

益氣力肥健強陰堅骨療莖中寒精自出溺有餘瀝及
夢交泄精男女虛寒尿血口苦燥渴寒血為積汁去黖
久服明日大補衛氣助人筋脉
製法　浔酒良水洗澄去沙土酒浸一宿蒸熟乘熱杵
搗成帀入藥
黄精　味甘氣平無毒　凡使勿誤用鈎吻因其形相似
只是葉有毛誤用殺人黄精葉似竹葉無毛
主治五勞七傷補中益氣安五臟補脾胃潤心肺除風
濕耐寒暑延年不飢
巴戟天　味辛甘性温無毒　覆盆子為使惡雷丸丹參

主治陰疝白濁補腎添精療大風邪氣陰痿不起強筋骨安五臟補中增志益氣療頭面遊風小腹及陰中相引痛下氣補五勞利男子夜夢鬼交泄精人虛加而用之

製法　凡使連根帶珠去心酒浸焙乾

破故紙　味苦辛氣大温無毒　一名補骨脂　惡甘草忌羊肉　生廣南或波斯国其舶上來者佳

主温腎補精髓與氣血勞傷扶腎冷絶止妄泄精殘風虛冷痺四肢疼痛骨髓傷敗陽衰腎冷精流腰膝冷疼囊温小便利添精益氣及婦人血氣墮胎

製法　酒浸一宿東流水洗蒸半日暴乾用

何首烏　味苦濇氣微温無毒　茯苓爲使　惡蘿白

忌諸血　主治瘰癧消癰腫療頭面風瘡五痔止心痛

益血氣黑髭髮悅顔色久服延年不老長筋骨益精髓

骨軟腰膝疼遍身瘙痒又治婦人産後及帶下諸疾令

人有子者老人姓何見藤夜交遂採其根食之白髪变

黑因名之一名夜合　凡使春夏採根以竹刀切米泔

浸經宿暴乾有雌雄二種雄赤雌白凡用雌雄相合木

杵搗之勿犯鉄

葶藶子　味辛苦性大寒沉也陰中之陽也無毒　榆皮

爲使　惡殭蚕　立夏後採實陰乾有甜苦二種好生

道傍　凡使炒過研碎用淨酒良

主療遍身之浮腫逐膀胱之畜熱定肺氣喘促治積飲之痰厥泄肺氣而通水氣治肺癰上氣咳嗽膿血面目浮腫癥瘕積聚破結氣堅積利水道行皮間邪水上出身恭中風風熱痱瘮利小腹丹溪云性急善逐水病人稍涉虛者宜遠之且殺人甚捷何必久服而後致羸也

石斛　味甘氣平無毒　惡凝水石巴豆　畏殭蚕雷丸

生石上採莖陰乾細若小草長三四寸柔靭折之如肉而實形似蚱蜢髀者佳

主平胃氣而補腎虛更醫脚弱療虛劳而治羸瘦益氣

強陰添精壯筋骨又治腰痛定志鎮心驚且療膝疼又治內傷不足逐失膚邪氣傷中下氣濕痺及治胃中虛熱有功久服厚腸胃皺鎖涎澁丈夫元氣如服一鎰永不骨痛　製法　凡用洗去土酒浸一宿暴乾

蒲黃　味甘氣平無毒　生則味滑炒則味澁

主治一切尘血嘔血衄血崩血腸風下血尿血撲血血癥墮胎帶下月經不調心腹痛膀胱寒熱産後諸血病利小便止血消瘀血及遊腫行血用生止血用炒

製法　凡使須隔三層紙焙令老黃色或再蒸半日焙乾用之妙

續斷　味苦辛氣微温無毒　地黄為使　惡雷丸　陰

乾節節斷皮黄皺折之有煙塵者真勿使草茆根其形

相似誤服令人筋軟　凡使用川中者佳酒浸用

主治崩漏安胎益筋強脚療金瘡續折傷逮不可遲又

治五勞七傷助氣調血與陽道止瀉精小便縮腰膝痛

關節緩急接筋骨療癰毒痔瘻乳癰瘰癧補内漏止痛

生肌及踠傷添氣力婦人胎前産後尿血子宫冷有効

艾葉　味苦温氣微熱陰中之陽無毒　端午日採用陳

久者佳　生寒熱温生搗汁可止血

主治崩血漏血煖子宫而痢紅安胎止腹痛嘔吐衄紅

生者治下痢脣血取用之熟者治漏血可為丸用以灸百病除一切惡氣利陰氣生肌肉療五臟瘡下部𧏾瘡辟寒令人有子汁殺虺虿醋煎淋癬良丹溪云艾至熱入丸灸則下行入藥服則上行多服致咎慎之

地榆 味苦甘酸性微寒沉也陰也無毒 得髮良 惡麥門冬

主治下部積熱之血痢止下焦不禁之月經療崩漏止血止痛排膿治金瘡女人帶下乳痓痛胎前產後諸血疾腸風下血及小兒疳熱瀉痢諸痔惡瘡性沉寒入下焦若虛寒人水瀉冷痢者勿用

大小薊　味甘苦氣温有毒　一云無毒
大薊治女子赤白淋安胎止吐衄癰腫惡瘡生研酒并
滚童便服　小薊治吐衄尿血血淋血崩煩熱金瘡血
不止　二薊養精保血　大薊又療癰腫
白薇　味苦鹹氣平無毒　大寒根狀似牛膝　惡黄芪
大黄大戟乾姜乾漆山茱萸大棗　凢道處處有之如
葱管者佳
主治暴中風身熱胑滿忽忽不知人事狂惑邪氣寒熱
酸疼温瘧洗洗發作有時療傷中淋露下水氣利陰氣
益精

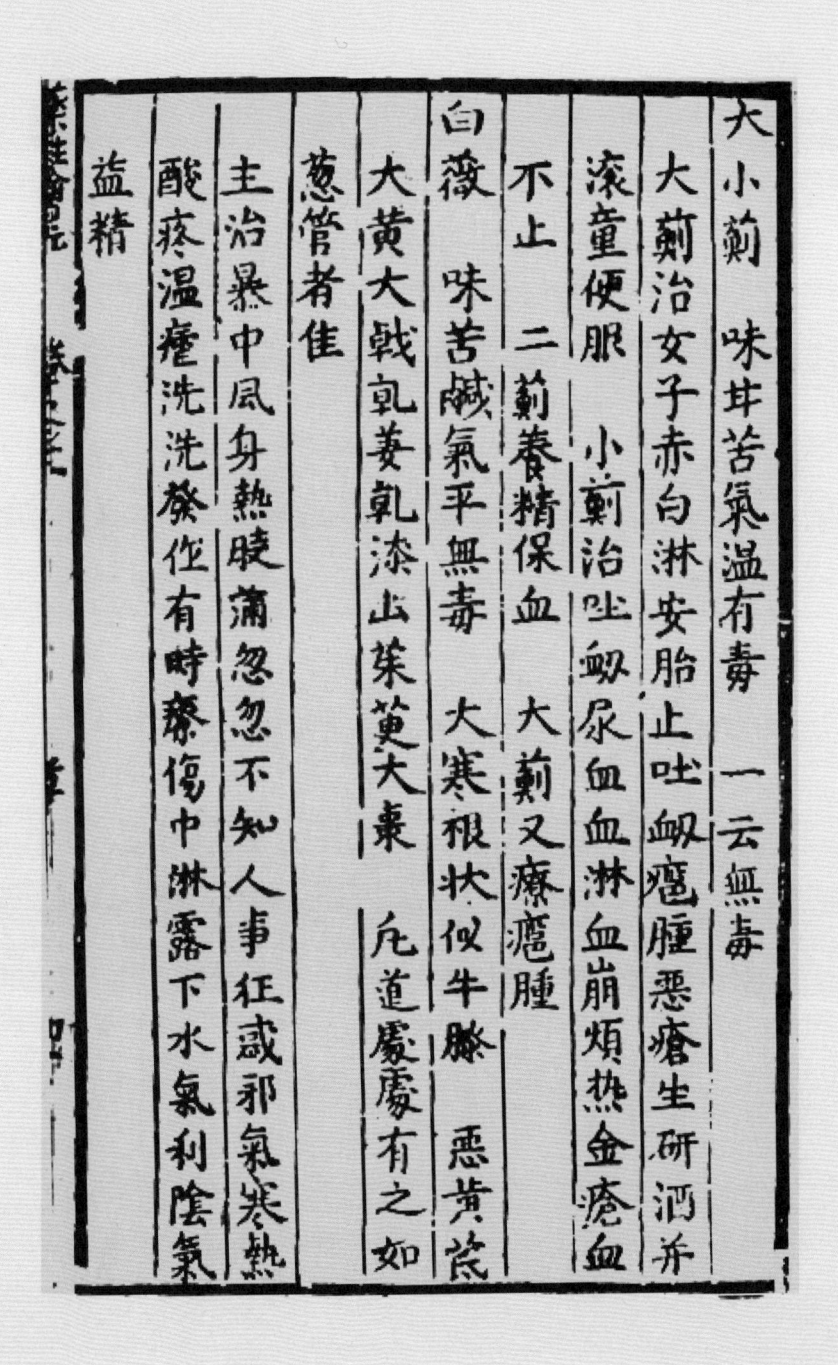

金銀花　味苦性溫無毒　即鷺鷥藤一名忍冬草一名
左纏藤十二月採陰乾凌冬不凋故以名之
主消癰散腫有高能忍冬是至賤之草治寒熱身腫瘰
風腫補虛治疔疽發背癰腫乳癰瘡癧無名腫毒惡瘡
疥癩頑痒魚口便毒等症

益母艸　味辛性微溫微寒無毒　即茺蔚子又名野天
麻　端午日採陰乾如作丸散石臼木杵搗之
主活血行氣有補陰之妙以其行中有補故曰胎前無
滯產后無虛治橫生逆產難產及安胎順氣如久無子
者服之良又主明目益精除水療血逆產婦血暈大熱

頭痛心煩久服輕身此劑乃催生保產之聖藥也
並治癮疹痒可作湯浴一名益明

青黛　味鹹氣寒無毒　出波斯國染瓮一池沫紫碧花
者用之
主收五臟之鬱火解諸藥毒及熱毒瀉肝熱消食積疳
小兒諸熱驚癇熱瀉羸瘦毛焦百病殺惡虫化物為水
癧等熱瘡惡腫金瘡下血蛇犬等毒甚効又天行熱病
頭痛水磨服之大解熱鬱結熱痰與黃連青礞石丸最
捷與瓜蔞全治酒痰如肝脉沉弦用此瀉之痰積嗽非青
黛瓜蔞不能除　附小兒歌曰孩童雜病變成疳不問

强羸女與男恰似春傍多变動遻如困疾瘦鯱〻又曰
煩熱毛焦鼻口乾皮膚枯槁四肢攤腹中時〻更下痢
青黄赤白一般〻眼澁面黄鼻孔赤谷道開張不欲看
忽然瀉不成痱漩却如膿涕一團〻唇焦嘔逆不乳哺
壮熱憎寒卧不安腹中有疾須醫藥何須祈禱信神盤
此方便是青黛散孩兒百病自能安

藍實　味苦甘氣寒無毒　其莖葉可染青
主解諸毒諸熱毒殺蠱蚑鬼疰毒藥毒箭毒剌金瘡血
悶蟞蝦虫蛇傷蜘蛛蜂螫毒疔腫遊風天行熱病热狂
心悶吐衄赤眼産後血暈小兒壮熱〻痱毋毒及瘰噎

病化虫為水久服頭不白其葉汁救百藥毒解狠毒射罔毒治經絡中結氣填骨髓明耳目調五臟六腑利關脚益心力藍青花可數熱腫能使敗散血分而歸經絡

紅花　味苦辛性温陽也無毒　一名紅藍花

主逐腹中惡血而補血虛之血除產後敗血而止血暈之暈血積絞痛腹内胎死産婦血暈昏迷口噤並酒煮服又能通經行血月期過縮蠱毒下血用多則破血用少則養血和血與當歸同功　子吞數粒主天行痘瘡不出　色染胭脂治小兒耳聤滴汁耳中効

附子　味苦辛氣温大熱有大毒　通行諸經引用之藥

入手少陽三焦命門性走而不守浮中沉無所不至陽中之陽故行而不止　悪蜈蚣　畏防風黑豆丼草黄芪人参　冬採為附子春採為烏頭

主療風寒翻胃壮元陽之助可回陽而逐冷祛風湿而建中治風痰能行藥勢治心腹冷痛咳逆邪氣金瘡破癥堅積血瘕寒湿踒躄拘攣膝痛不能行步腰脊風寒壮肌骨強陰道傷寒陰症陰毒煩燥迷心不省四肢厥逆霍乱轉筋下痢赤白脾胃虚寒腫脹久泄不止腎中寒甚白术佐之除寒温之神劑墮胎為百藥之長慎之

丹溪云衍義論附子五等同一物以形象命名而為用

至哉斯言也猶有未審仲景八味丸以附子為足少陰腎經之向導其補自是地黄後世用附子為補誤矣惟取其健悍走下之性以行地黄之滯可以致遠亦若烏頭烏天雄皆氣壯形偉可為下部藥之佐無人表其害人之禍相習為用殊治風殺人多矣治寒治風有必用者必用童便煮而浸之

製法宜用慢火煨裂去皮臍童便煮浸以殺其毒且可助下行之力入鹽尤捷取端平圓大一兩以上其力全其附側者春暮母茉入藥令火喪目

烏頭 味辛苦甘氣温大熱浮也純陽也　春時初生有腳

形如烏鳥之頭故名烏頭遠志爲之使　惡藜蘆　反半夏栝樓貝母白芨白蘞令忌豉汁

主治中風惡風洗洗出汗除寒濕痹欬逆上氣破積聚寒熱消胸中痰冷臍間痛肩背痛不可俛仰目痛不能久視能墮胎治風痹血痹半身不遂乃行經藥　其汁煎之名射罔味苦殺禽獸一名烏喙主治瘻瘡結核瘰癧歷毒殺蛇咬

製法　凡使水浸炮裂去皮臍乘熱切片再炒令表裏皆色黃縫勿焦尽去爲良此製法人所罕知也其衣害人之禍如附子下

天雄　味辛甘氣溫大熱有大毒　似附子但瘦身長三

四寸許有髮性烈一如烏附出三建亦名三建　遠志
為使　惡豉汁　惡蜈蚣
主治大風寒濕痺麻瘅痛拘攣緩急關節重不能行步
心腹結聚除骨間痛頭面風往来疼痛破積聚邪氣㾬
金瘡強筋骨輕身健步強志助陽道令人武勇力作不
倦能墮胎並治一切風與氣通九竅利皮膚調血脉消
風痰補下焦陽虛表其害人之禍于附子下
製法　宜炮裂去皮尖以童便浸煮殺其毒入盐尤捷
白附子　味甘辛氣温有小毒一名兩頭尖
治中風失音去面上風遊走主心痛血痺疥癬風瘡頭

面痕陰囊下湿腿無力宜入面脂且行藥势瘀面上百病並一切冷風氣　製法　凡使姜汁白礬煮透用

高良薑　味辛氣熱純陽無毒

主治胃中之冷逆心氣之攻冲霍乱轉筋心痛連頭翻胃嘔食瀉痢下氣健脾消食

萆薢　味苦甘氣平無毒　薏苡為使　畏葵根大黄柴胡牡蛎須用川者

主逐骨節之寒湿扶老弱補虚羸而治腰疼脚氣及背強周痺悪瘡不瘳熱氣傷中恚怒陰痿失溺小便渾濁關節瘀血老人五緩

木通　味甘平性寒降也陽中之陰無毒
主瀉小腸火積而不散小腸熱閉而不通下行利水治
溼止淋除寒溼出声音療脾疸水腫通九竅血脉関節
下部溼腫無治耳聾鼻塞散癰腫諸結不消去悪虫女
人血閉催生墮胎下乳汁

通草　味甘平性微寒降也陽中之陰無毒　一名脫木
主治陰竅澁而不利療水腫閉而不行辟蠱毒通五淋
殺悪虫除脾胃中寒熱通九竅利血脉中関節令人不
忘療脾疸常欲眠心煩噦出声音治耳聾散癰腫諸結
不消及金瘡鼠瘻踒折齆鼻息肉去三虫能墮胎　其

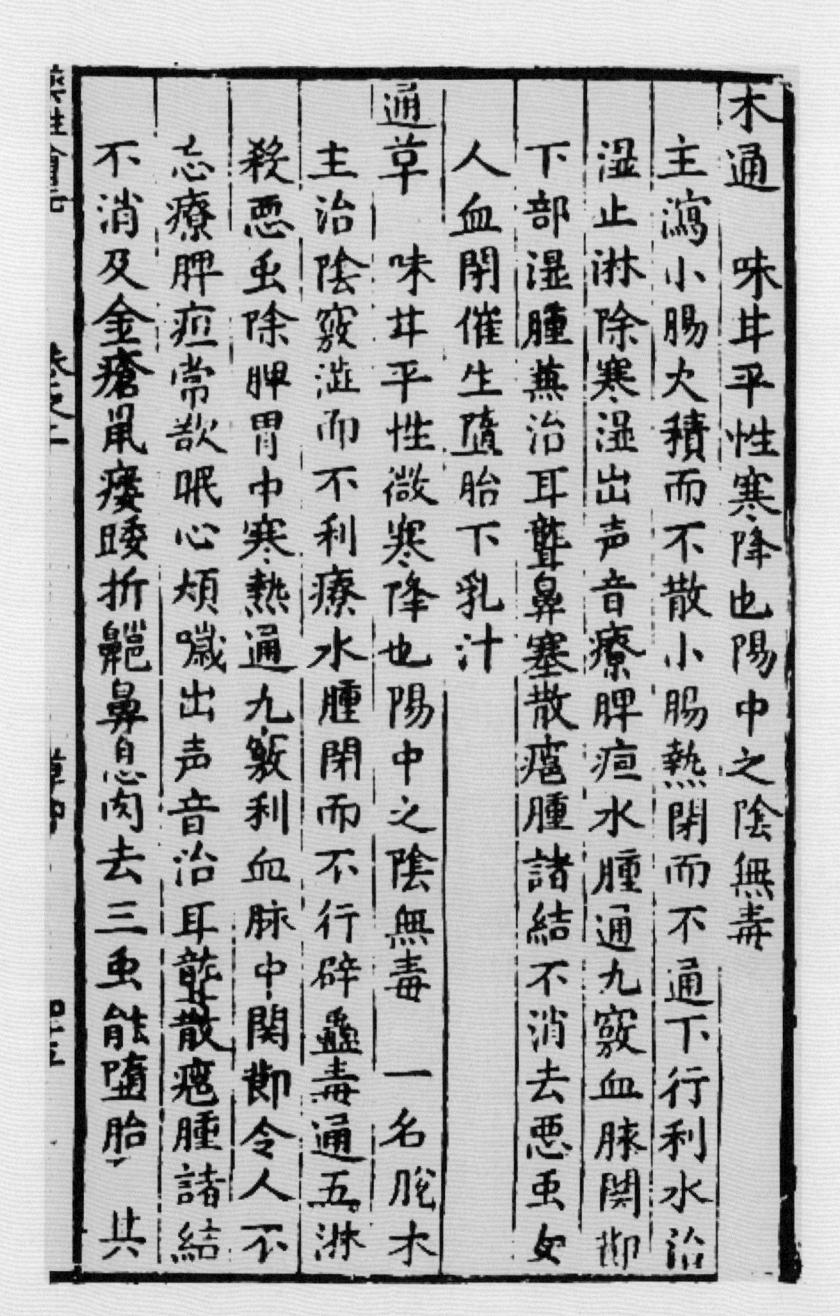

花粉治諸惡瘡痔瘻取粉納瘡中

瞿麥　味苦辛氣寒陽中微陰無毒　蘘草牡丹爲使

惡螵蛸　凡使用實殼不用莖葉

主治熱淋之有血通閉格以宣癃墮胎更催生排膿消

癰腫明目去翳膜養腎長毛髮下閉血逐膀胱邪逆利

小便為君止霍乱出竹木刺入肉

製法　若一時用即空心令氣咽小便不禁凡欲生用

須以篁竹瀝浸一伏時漉出晒乾用

牛旁子　味辛氣平無毒　一名惡實未去萼人呼爲鼠

粘子根謂之牛菜作茹尤益人　又名大力子

主治風湿癮疹盈肌咽喉不利散諸腫瘡瘍之毒利凝滯腰膝之氣瘀喉痺風熱痰壅牙疼癬風纏頭目浮腫消瘟毒明目補中潤肺散氣手足拘攣傷寒寒熱汗出中風消渴熱中逐水去皮膚風通十二經吞一粒可出瘡疽頭　製法　丸使炒研用

射干　味苦氣平微温有小毒

主治欬逆上氣喉痺咽痛不得消息散結氣腹中邪逆食欲大熱瘀血在心脾間欬唾言語氣臭散胸中熱氣消腫去胃瘡行脾肺肝三經之積痰使結核自消甚捷治胸滿腹脹通女人月水阻閉消瘀血及便毒肝交湿

氣因勞而發取三寸與生姜同煎食前服三兩行効

製法　凡使米泔洗浸一宿用

常山　味苦辛氣寒有毒　畏玉札　忌葱菘菜　苗名

蜀漆川中出者佳形如鷄骨

主療諸瘧吐痰涎退寒熱開胸中痰結治鬼蠱毒徃來水脹不可多服令人大吐虛人切忌用之以其暴悍之性善於驅逐能傷貞氣　其苗蜀漆主治瘧疾欬逆寒熱腹中癥堅痞結積聚邪氣蠱毒鬼疰療胸中邪結氣吐出之　括蔞為使　惡貫仲

製法　凡使以人參湯煮乾炒燥或以童便浸煮不則

令人吐瀉

青蒿　味苦氣寒無毒　凡使惟中為妙到膝即仰到腰即俛用子勿用葉用根勿用莖若四件並用反致痼疾

主治骨蒸勞熱皃氣屍疰冷熱久痢止瀉開胃明目黑毛髮心痛熱黃疥瘙痂痒惡瘡殺虱畱熱在骨節間

製法　取葉不拘多少用童便浸七月夜換晒乾用

蛇床子　味苦有小毒　惡牡丹巴豆貝母

主治婦人陰中腫痛男子陽痿濕痒除痺氣利關節溫中下氣令婦人子臟熱男子陽強癩腰胯痛四肢頑痺陰汗濕痒及癬癩癎惡瘡大風身痒煎湯浴之差久服

輕身好顔色令人有子
製法　去皮殼取仁微炒煎湯洗去用此劑只令湯氣
盛數号曰毘考也
牵牛子　味苦辛氣寒有毒　性烈屬火善走有黑白二
種水淘取洗者晒乾
主消腫蒲逐水驅風下氣通腸利大小便墮胎治腰疼
脚痛浮腫癖蠱脹水腫風毒以氣藥引之則入氣以血
藥引之則入血大瀉元氣用者慎之非大實大浦便秘
壮實者不可輕用
製法　酒浸透蒸过再炒杵擣去黑皮研取頭末用

甘遂味苦甘氣太寒有毒　瓜蒂為使　惡遠志　反

甘草　主治腹滿面目浮腫能瀉十二經水氣疝瘕畱飲宿食破癥堅積聚利水穀道及水結胷中下五種水氣散膀胱畱熱其氣直透所結之處能取痰專于行水攻决入藥當斟酌之泄水之至藥有毒不可輕用

製法　用連珠者麪裹煨晒乾

大戟　味甘苦氣大寒陰中微陽有毒　小豆為使　反

甘草　畏菖蒲芦草鼠屎　苗名澤漆

主下十二種水滿急痛積聚利大小腸能通月水消痰血墮胎其葉名澤漆主治同能取痰

製法　用長流水洗净晒乾

山豆根　味苦氣寒無毒　生南山谷蔓如豆爲貞者佳

嚼之苦而後耳

主解熱毒触止咽喉痛及喉痺腫痛解諸藥毒止痛消

瘡腫毒杀寸白小虫人为馬急心黄發熱蠱氣熱咳頭

瘡五痔爲治咽痛之聖藥也

木賊　味甘微苦氣寒無毒

主明目退翳膜益肝膽去腸風破積塊止痢止崩療女

人月水不断又云發汗至易浔禹餘糧歸芎同用治崩

中汙槐鵝桑耳同用治腸風与槐子枳実相宜用治痔

瘡出血　製法　凡使水洗過去節剉用

使君子　味甘氣温無毒　此藥因郭使君專用療小兒故名之　主治小兒五疳小便白濁殺虫療瀉痢生交廣苻州形如梔子稜瓣深而兩頭尖又治虫牙疼能取虫　製法　凡使熱灰中炮去殼并皮取肉用之

蘆薈　味苦氣寒無毒　出波斯國俗呼爲象膽有二種剖之色黄細膩者爲上其大薈性劣不取　解巴豆毒主治熱風煩悶胸膈熱氣明目鎮心小兒癲癇急慢驚風療五疳殺三虫及痔疾瘡瘻

石蒂　味苦甘氣微寒無毒　生山谷石上不聞水声人

声者良　杏仁為使　得菖蒲良
主治劳熱邪氣五癃淋閉不通利小便水道除煩下氣
通膀胱熱補五劳安五臟去恶風益精氣炒末冷酒調
服療發背効
製法　去黄毛不射人肺不令化欬允使微炒用

仙茅　味辛氣温有毒
主治心腹氣不能食逐腰脚風冷氣挛痺不能行丈夫
虚劳老人失弱無子益陽道長精神明目聰耳益腎補
元氣堅骨生肌　余曾見一人無子嗜服此藥後致吐
血而殞書此戒之

蘭葉　味辛平氣清香無毒

主治消渇除疸痺生津止渇益氣潤肌秉金水之清氣而似有火知其花香之貴而不知為用有方蓋其葉能散久積陳欝之氣甚有力入藥煎煮之東垣方中嘗用經云消諸痺治之是蘭也消渇症非此不能除凉膽疝必用之劑

芫花　味辛苦氣温有毒　決明為使　反甘草

主治欬逆上氣喉鳴咽腫蠱毒積聚腫滿逐五水消胸中痰引㿻者勿用凡用煎熬不可近眼

紫艸　味苦氣寒無毒　可入染房

主治心腹邪氣傷寒時疾發瘡疹不出卒小便淋瀝痛除五疸利九竅通水道腹腫脹滿補中益氣以合膏療小兒瘡及人面皯

芦根　味甘氣寒無毒　凡使取根逆水生者并黃泡肥厚者味甘採得去節鬚并上赤黃了細剉用其花名蓬蕽若露出及浮水中者不堪用

主治消渴客熱止小便五噎膈氣煩悶吐逆不下食水煎頻服之良鮮食魚蟹中毒　前患取五及剉用水立鍾煎至二鍾無時服甚効

燈心艸　味苦氣微寒無毒

主治心腹邪氣小便不利淋閉清心除煩燒灰取少許
吹喉中治急喉痺甚捷塗乳上與小兒吮止夜啼
海藻　味苦鹹氣寒沉也陰中之陰無毒　叉草
主利水道通閉結之便泄水氣消遍身之腫散癭瘤而
治疝何難消頸下結核極易又療癰腫癥瘕堅氣腹中
上下鳴下十二水腫辟百邪鬼魅氣疾急滿疝氣下墜
腹疼痛核腫療　間積聚
製法　用生烏頭同蒸一伏時日乾或洗去鹹味焙乾
昆布　味辛鹹氣微寒無毒　凡海中菜皆治癭瘤結氣
又頹卵腫煮汁嚥之凡使用甑箅同煮從巳至亥水瀬

添。勿令乾，煮去鹹味，焙乾剉用。

主破癥氣，散瘿瘤，治結硬水腫，與海藻同科，治瘿瘤，治瘰之堅硬者，鹹能軟堅也。

藜蘆　味辛苦，氣寒，有毒。黄連為使。反細辛、芍藥、五參，惡大黄。

主治上膈風痰，蠱毒，咳逆，喑風癇病，中風不語，咽喉痺閉不通，泄痢腸澼，頭瘍疥瘙，惡瘡，殺諸蟲毒，去死肌。療噦逆，鼻中息肉，馬刀爛瘡。取一兩，濃煎防風湯洗過，微炒為末，温水下半錢，以吐為度。

製法　去芦頭，用糯米泔浸一宿，焙乾，方用防風湯浴

法行

白歛　味廿苦平氣微寒無毒　代赭為使　反烏頭
主治癰腫疲疽散結氣止痛除熱目中赤小兒驚癇溫
瘧女子陰中毒痛下赤白杀火毒湯泡火燒瘡及箭瘡

白芨　味苦辛平氣微寒無毒　紫石英為使　惡理石
畏杏仁　主治癰腫惡瘡賊疽傷陰死肌胃中邪氣賊
風鬼擊痱緩不收杀白癬疥瘡蟲

蒼耳　味苦廿氣溫無毒　其葉主治同　忌食猪肉
主治諸風頭風寒痛風濕周痺四肢拘攣痛惡肉死肌
瘰癧疥癬瘙痒久服益氣耳目聰明強志輕身填骨髓

腰腳其葉最消食積止透腦瀉子能明目葉解風經

製法　入藥炒用

水萍　味辛酸氣寒無毒　水中大萍葉圓濶寸許紫背

色者是　主治暴熱身熱身癢下水氣長鬚髮治消渴

煎湯沐浴生毛髮時行熱病發汗有功

牡丹皮　味辛苦氣微寒無毒　畏菟絲子　入手厥陰

心胞絡　足厥陰肝經　足少陰腎經

主除結氣破瘀血可行經下血止痛祛邪療驚癇中風

瘈瘲寒熱續筋補骨破癰膿除癥堅消腸胃積血衄血吐

血并痰中見血宿血之要藥也及治無汗骨蒸産後寒

熱似瘧疾五臟癖瘀瘡除時氣頭痛客熱勞氣腰痛風
噤癲疾　製法　去木酒拌蒸銅刀剉之一名百兩金
惟山中單葉花紅者佳
地膚子　味苦性寒無毒　即掃箒子極微細
主除濕去皮膚之風熱明目散瘕疝之惡瘡利小便水
穀能分益精氣膀胱退熱又能補中強陰
商陸　味酸辛降也陽中之陽也有毒　根名樟柳有赤
白二種赤者不入藥白者堪入藥
主消水脹疝瘕之種癖胸中邪氣癭痺熨中癰腫殺鬼
精物踈五臟散水氣治腹滿其味酸辛其形類人其用

瘀水其効如神

骨碎補　味苦性温無毒

主治破血折傷克効及治耳鳴耳聾一名胡孫姜根生樹上能補骨碎折傷因名之

白頭翁　味苦性温可汁可降陰中之陽也無毒

主治男子陰疝偏墜之腫治小兒頭禿腥膻之瘡瘵傷寒寒熱温瘧之狂破癥瘕積聚之氣鼻衂血無此不効痢赤毒有此見功并治金瘡逐血止痛

阿魏　味辛氣平無毒　多有偽假試驗有三法將半銖安于熟銅器中一宿次早黏阿魏處白如銀者一也將

一銖置于五斛草自然汁中浸一宿次早知鮮血狀二也將一銖安在樹上其樹立乾便是真三也

主除脾氣而辟臭氣有真有假破癥積及傳尸殺蠱殺蟲其氣極臭而能去臭氣能治食積肉積下惡氣除邪鬼蠱入調和以辟辛臭

製法　置磁鉢中乳極細成粉用

蓽澄茄　味辛性溫無毒　似梧桐子

主散腎冷溫脾健胃消腹脹下氣寬膨逐皮膚之風辟鬼邪之氣令人能食可染髮及香身

製法　去柄及皺皮酒蒸細杵用

萆薢　味辛性大温無毒

主温中下氣補腰脚發腥氣消食治胃冷除轉筋霍亂心疼痛運癲項又能下氣消陰疝瘡癖　其根名萆薢後主五勞七傷除陰汗消核腫形似紫胡色黑而硬

馬藺花　味辛酸性温無毒　一名蠡實非園中之李子

主治皮膚寒熱風寒濕痺胃熱喉痺堅筋骨止風去濕及心腹煩滿利大小便令人嗜食長肌肥大治喉痺以蠡實花葉煎汁含細嚥之多服令人溏泄

淫羊藿　味辛性寒無毒　一名仙靈皮　山藥為使

生西川北郡有淫羊一日百遍合盖食此藥所致因名

主治陰痿絶傷莖中痛療風冷補陰虛而助陽益氣力能堅筋強志消瘰癧又治赤瘡利小便下部有瘡洗可出蟲丈夫久服令人無子使人好為陰陽事

製法　每一觔用羊脂四兩拌勻炒過待脂盡為度

狗脊　味苦甘平性微溫無毒　萆麻為使　惡敗醬

主治腰背脚氣強筋骨扶老補虛治背強膝痛周痺寒濕利老人失溺丈夫行步艱難女人傷中便於絶仰

製法　用酒拌蒸

白蘚皮　味苦鹹氣寒無毒　惡螵蛸桔梗茯苓萆薢

主治頭風壯筋弱而療足膝頑痺利小便止淋瀝女子

陰中腫痛經水不通濕痺風癬死肌不可屈伸起止行步四肢不安時行腸中大熱欲水欲走大呼小兒驚癇婦人產后餘痛治疸通淋及咳逆

茅根　味甘性寒無毒　即白茅花根

主治勞傷虛羸補中益氣止吐衂血消瘀血血閉寒熱煩渴通淋利小便去腸胃中寒熱婦人崩中又能堅筋白茅花止吐衂血　茅針搗汁傅金瘡良

劉寄奴　味苦氣溫無毒　去莖葉用實

主破血行經瘀湯火金瘡之毒下脹氣多服令人痢因劉裕乳名寄奴常將此中療金瘡効因名之

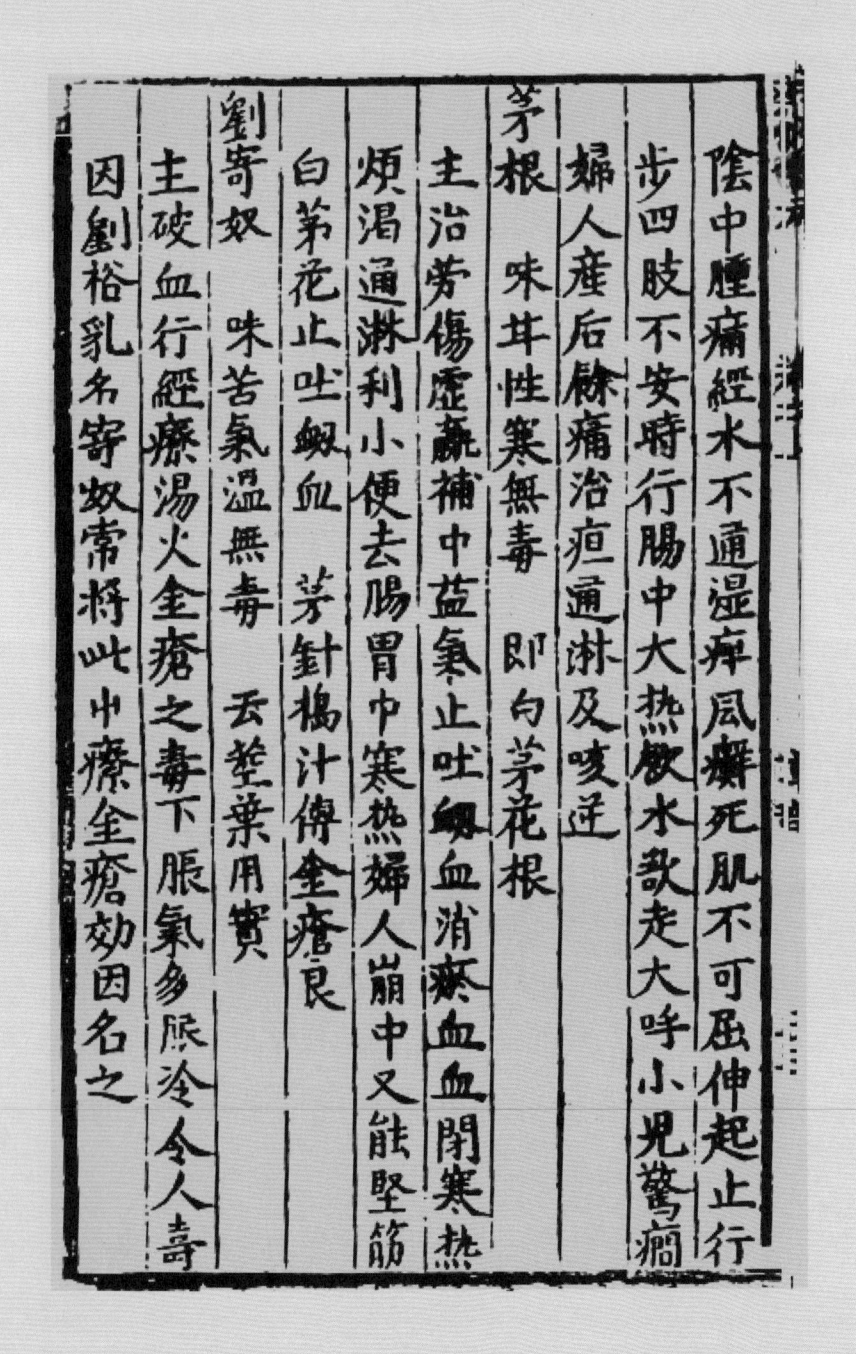

貫衆　味苦微寒有毒
主治心腹中熱氣諸熱毒殺寸白及諸虫破癥瘕止鼻
紅治頭風傅金瘡　葉治惡瘡令人泄
葫芦芭　味温無毒　子結細莢
治虚冷疝氣好補元陽主腎冷疝癃偏墜浮桃仁茴香
逐膀胱疝氣甚効得硫黄附子同用尚補腎冷而虚又
主胸脇脹滿面色青黑
預知子　味苦性寒無毒　主殺虫療蠱治諸毒傳云耶
二枚綴衣領上遇蠱毒物則聞其有声當便知之有史
𣪊其實如皂莢子去史研服之効

茵芋　味苦溫氣微溫有毒　一名莞草葉似石榴

主賊風濕之痛理寒熱似瘧治心腹痛通關節療寒熱

濕痺羸瘦久患風濕走注四肢脚弱

萎蕤　味甘平性溫降也陽中之陰無毒　畏鹵鹹　與

鉤吻黄精相似但萎蕤上有毛莖斑葉尖處黄點是

真　主治中風暴熱不能動搖跌筋結肉諸不足腹結

氣虛熱濕毒腰痛莖中寒及目痛淚出眼爛久服去面黑

草決明　味鹹苦甘性微寒無毒

主治目盲淫膚眼中赤白膜腫痛淚出療唇青久服益

睛光能和肝氣而明目瀉肝熱祛風解蛇毒貼腦上止

鼻紅裝桃内勝黑豆能止頭痛而明目

萱艸根　味甘凉無毒　一名鹿葱

主治女人沙淋如粉酒疸黄色通身下水氣蕪除鼻衂療五隔而消瘑腫又治小便赤澁身体煩熱姙婦帶其花即生男子因名宜男草也其性下走陰分又嵇康養生論云合歡蠲忿萱草忘憂是也研汁一盞入姜汁半盞細〻呷之治大熱鼻紅

赤箭　味辛氣温　即天麻苗也一名定風草有風不動無風自搖与御風草相似註詳見天麻下

主杀鬼精物及蠱毒悪氣消瘑腫肢滿疝下血久服益

氣力長陰肥健

豨薟草　味苦鹹有小毒　一名火薟採苗葉暴乾九蒸九晒蜜丸久服輕身延年消痰活血治左癱右瘓効不可言四十外即常服之説

主治熱蠱煩滿不能食生搗汁服三四合多則令人吐

蒲公英　味甘平無毒　即蒲公草開黄花似菊花處處有之三月開花麥熟有之質甚脆折之有白汁四時常開花花罷飛絮絮中有子落處即生入陽明大陰二經

一名地丁　主化熱毒消惡腫結核解食毒散滯氣同忍冬藤煎入酒引之治婦人乳癰服之即睡睡覺其病

可安搗爛封之亦消瘡及疔腫効

漏蘆　味苦鹹性大寒無毒　俗呼莢蒿　一名野蘭入足陽明胃本經藥　主治皮膚熱惡瘡疽痔治濕痺下乳汁止遺溺熱氣瘡痒如麻豆行可作湯浴通小腸泄精尿血療乳癰益氣聰耳明目

萆麻子　味甘辛氣平有小毒　形如巴豆有黃黑斑點主治水癥水研二十粒服之吐惡沫加至三十枚三日一服差則止又治風寒熱身体瘡痒浮腫尸疰　惡氣笮取油塗之此屬陰出形之滞物故能取産胎衣剩骨療血者用其葉治脚風腫又油塗葉炙熱熨顖上止鼻

細性善救能追膿取毒葉治脚氣風腫不仁搗烝傅之

製法　連殼先用塩湯煮半日去皮殼取仁研用大治

産難胎衣不下并下死胎

茜根　味苦性寒無毒　畏鼠粘　與赤脚草相似勿誤

用令人患眼瘴逐服甘草湯解之　用銅刀切忌鉄鉛

主治風寒濕痺黄疸補中止吐血下血内崩膀胱不足

踒跌蠱毒久服益精氣輕身可以染絳

羊躑躅　味辛温有大毒　其花似萱草花甚不可服誤

則令人瘂抖昏倒一晝如用可拌焼酒蒸三次即無慮

矣同它羅花川烏草烏合末即蒙汗藥

主治賊風在皮膚中淫淫痛温瘧惡瘡毒諸痹邪氣鬼疰蠱毒能治痛風

夏枯草　味苦辛氣寒無毒　王瓜為使

主治寒熱瘰癧鼠瘻頭瘡破癥消癭瘤結核脚腫湿痹散結氣有補厥陰肝經血脉之功退寒熱虚者可伏若实者用行散之藥佐之

菴䕡子　味苦微寒微温有毒　荆實薏苡為使

主治五臟瘀血腹中水氣臚脹留熱風寒湿痹心下堅膈中寒熱周痹婦人月水不通消食明目袪食

營實　味酸温氣微寒無毒　即薔薇花也粗布拭去黄

毛用漿水拌湿蒸一宿至明日出乹
主治癰疽悪瘡結肉跌筋敗瘡熱氣陰蝕不瘵利関節
盐氣　根止洩痢腹痛五臟客熱除邪逆氣疽癩諸悪
瘡金瘡傷撻生肉復肌

絡石　味苦温無毒　杜仲牡卅為使　悪鉄　畏貝母
菖蒲　用粗布拭去莖蔓上毛并草水浸一伏時日乹
主治風湿死肌癰腫不消喉舌腫不通水漿不下犬驚
入腹除邪氣養腎主腰膝痛堅筋骨利関節明目潤顔

生卷栢　味辛并微寒無毒　主治五臟邪氣女子陰中
寒熱痛癥瘕血閉絶子止欬逆治脱肚散淋結頭風眩

瘦瘠强陰益精令人好容顏
麥句姜　味苦寒無毒　垣衣為使
主治瘀血血瘕欲死下血止血利小便除小虫去痺除
胷中結熱止煩渴逐水大吐下久服輕身耐老
丹參　味苦微寒無毒　畏鹹水　反藜芦　一名赤參
一名木羊乳　主治心腹邪氣腸鳴幽幽如走水寒熱
積聚破癥除瘕止煩滿益氣養血去心腹痼疾結氣腰
脊強脚痺除風邪留熱久服利人
景天　味苦酸平無毒　一名救火又名慎火
主治大熱大瘡身熱煩邪惡氣諸蠱毒寒熱風痺諸不

足　花治女人漏下赤白又云養之于屋上能避火

沙参　味苦微寒無毒　一名白参　惡防已　反藜芦

主治血積驚氣除寒熱補中益肺氣療胃痺心腹痛結

熱邪氣頭痛皮間邪熱安五臟

王不留行　味甘辛平無毒

主治金瘡止痛逐血出刺除風痺内寒止心煩鼻衄癰

疽惡瘡瘻乳癰婦人難産

製法　漿水拌一宿焙乾酒拌蒸用

白花藤　味苦寒無毒　凡使勿用菜花相似只味酸澁

主解諸藥菜肉中毒酒漬服之主虚劳風熱生嶺南

製法　採乾去根陰乾用
石龍芮　味苦平無毒　大戟為使　畏蛇蛻吴茱萸
主治風寒濕痺心腹邪氣利關節止煩滿平腎胃氣補
陰氣不足失精莖冷久服左膚光澤令人有子
敗醬　味苦鹹平無毒　採根暴乾用
主治暴熱火瘡赤氣疥瘙疽痔馬鞍熱氣浮腫結熱風
痺不足及產後痛其葉似豨薟根似柴胡如敗豆醬故名
酸漿　味酸平寒無毒
主治熱煩滿定志益氣利水道產難吞其實立産一名
醋醬今酸醬草是江東人呼曰苦蘵

大青　味苦太寒無毒　主療時氣頭痛大熱口瘡傷寒方中多用出江東諸郡

王瓜　味苦寒無毒　主治消渴内痺瘀血月閉寒熱酸疼益氣愈聾療氣熱結散鼠瘻癰腫留血婦人帶下止小便及不禁逐四肢骨節間水療馬骨刺人瘡下乳汁生魯地及墻垣間

澤蘭　味苦甘微温無毒　防已為使　採掛屋南角令乾

主治乳婦内衄中風餘疾大腹水腫身面四肢浮腫骨節中水金瘡癰腫産後金瘡癰膿内塞凡用須要識別雌雄其形不同大澤蘭形葉皆圓根青黄能生血調氣

與茱合小澤蘭通别採香葉上班根頂尖能破血通積
久　根名地笋利竅通血脉排膿治血上鼻紅吐血産
後心腹痛一切血痛肥白人産婦可作蔬菜食甚佳
白薬　味辛温無毒　苗名剪艸主治諸瘡疥癬瘡
主治諸瘡生肌又能解野葛生金巴豆薬毒消痰止嗽
生原州九月九日採
葒草　味鹹微寒無毒　即水紅花　一名鴻鹄
主治消渴退熱明目益氣似馬蓼而大好生水傍
廿松香　味廿温無毒
主治惡氣卒心腹痛滿兼用合諸香叢生葉細

王孫　味苦平無毒　主治五臟邪氣寒湿痺四肢疼
痠冷痛療百病益氣楚名王孫齊名長孫吳名白功草
茅香花　味苦温無毒　主治中悪温胃止嘔吐療心腹
冷痛葉苗可作浴湯辟邪氣令人身香
莨菪子　味苦甘寒有毒　顆似五味核而極小又與蒼
耳子相似時人多雜之但其子赤可辨
主治齒痛出虫肉痺拘急使人健行見鬼療癲狂風癇
顛倒拘攣多服令人狂走久服走如奔馬強志益力通
神　製法　黄牛乳汁浸一宿看牛乳汁黑即真也每
十兩以頭醋一鎰煮乾醋為度晒乾有大毒別搗重篩

誤服衝人心大煩悶眼生暹火

鈎吻　味辛温有大毒　半夏爲使　悪黄芩　一名野葛与地精苗莖相似其地精能杀人勿誤用誤餌

主治金瘡乳痓中悪風咳逆上氣水腫殺鬼疰蠱毒破癥積除脚膝痺痛四肢拘攣悪瘡疥虫杀鳥獣一名野葛折之青煙出者名固活甚熱不入湯生傳高山谷會稽野　製法　揀細剉研汁入膏中用治人身悪瘡効

青葙子　味苦微寒無毒　與思蕒子鼎細子相仝而味各別煎之有涎是　主治邪氣皮膚中熱風瘙身痒杀三虫悪瘡疥蝨痔蝕下部䘌瘡子名草决明一名艸蒿

採莖葉陰乾

羊蹄根　味苦寒無毒　走血分令人六腑滑泄

主治頭禿疥癬瘙痒除熱女子陰蝕浸淫疽痔殺虫

狼毒　味辛平有大毒　大豆為使　惡麥句姜

主治欬逆上氣積聚飲食寒熱水氣胸中積癖惡瘡鼠瘻疽蝕鬼精蠱毒殺飛鳥走獸煉而沉水者良

馬鞭草　味辛凉無毒　主治下部䘌瘡癥瘕血塊月經不通血氣肚脹

苧根　味甘平無毒　主治小兒赤丹其漬苧汁療渴根能安胎治婦人下血服金石藥心熱可解毒大能補金

而行滞血方藥鮮用故表而出之

甘蕉根　味甘寒無毒　主治癰腫結熱即芭蕉但有花汁無實今言花甘露味甘冷不益人

續隨子　味辛溫無毒　一名千金子又名拒冬　主治婦人血結月閉癥瘕痃癖瘀血蠱毒鬼疰心腹痛冷氣脹滿利大小腸除痰飲積聚下惡滞物莖中白汁剥人面皮去䵟䵳苗如大戟

金星草　味苦寒無毒　此草惟生一葉色青長一二尺至冬大寒葉背生黄星點子兩行相对如金色其根盤屈似細竹根折之有筋如騣

主治癰瘡疽毒大解硫黄及丹石毒發背癰腫結核用
藥和根酒煮服之百藥毒悉下又可作末冷水調服并
塗傅發背瘡腫効根碎之浸油塗頭可生毛髮戎州產
者佳常生背陰石上淨處及竹箐中不見日處凌冬不
凋和根採之風乾又名金釗草

鶴虱　味辛平有小毒　主蛕蟯虫用之為散以肥肉臛
汁服方寸匕亦丸散中用　生西戎

蚤休　味苦微寒有毒　主治驚癎搖頭弄舌熱氣在腹
中癲疾癰瘡除蝕下三虫去蛇毒一名蚩休又名重臺

山慈菰　有小毒　主治癰腫瘻瘡瘰癧結核并病黯䵟

之亦剥人面皮除奸繩一名燈花葉似車前根

馬勃　味辛平無毒　紫色如狗肺弾之粉出

主治悪瘡馬疥涷瘡生園中久腐處今人呼為馬氣勃

海金沙　主通利小腸淂梔子馬牙硝蓬砂療傷寒狂熱

鶏冠子　凉無毒　主治腸風瀉血赤白痢婦人崩中帶

下入藥炒用

草烏　味酸平性温可升可降陰也無毒

主養肺氣除煩止渴治瀉痢調質和中

川烏　味辛性熱浮也陽也有毒

主散諸風之寒邪破諸積之冷痛破積有消痰治風痺

之功

藥性會元上卷終

藥性會元卷之中目録

木部第二計八十九味

桂　白茯苓　赤茯苓　茯神　琥珀
松脂　槐角實　槐花　栢子仁　側栢葉
枸杞子　地骨皮　黄蘗　山茱萸　竹葉
竹瀝　杜仲　藿香　厚朴　烏藥
益智子　猪苓　巴豆　皂莢　天丁
桑白皮　吴茱萸　川椒　胡椒　蘇方木
麒麟竭　山梔子　檳榔　大腹皮　合歡
枳殼　枳實　荆瀝　蔓荆子　郁李仁

訶子　乾漆　川練子　桑寄生　沒藥
丁香　沉香　檀香　蘇合香　乳香
龍腦香　辛香　茶茗　紫葳　雷丸
五棓子　木鱉子　蜜蒙花　天竺黃　楡皮
楮實子　五加皮　金櫻子　秦皮　秦椒
胡桐淚　墨　安息香　仙人杖　海桐皮
石楠　樢木皮　椶櫚子　衛矛　黃藥根
白楊皮　桄榔子　莽草　芫花　牡荊實
蕪荑　虎杖根　甤仁獎　楓香脂　降眞香
柳花　鈎藤　沒石子　山茶花

菜部第三計二十二味

生薑　乾薑　紫蘇　荊芥　薄荷

蘿蔔子　白芥子　葱　雞蘇　韭

瓜蒂　香薷　冬瓜子　莧菜　白冬瓜

甜瓜　苦瓠　水芹　馬齒莧　茄

蕹　葫

果部第四計三十一味

橘皮　青皮　山查　蓮子　藕

鷄頭子　覆盆子　大棗　桃仁　杏仁

宣木瓜　烏梅　梨　沙糖　胡桃

荔枝核　葡萄　栗子　芰實　橙子皮
櫻桃　柿　枇杷葉　柑子　甘蔗
安石榴　楊梅　林檎　海松子　橄欖
烏芋

米穀部第五計二十一味

胡麻　粳米　粟米　麥蘖　薏苡仁
浮小麥　神麯　罌粟殼　麻仁　淡豉
赤小豆　白扁豆　酒　醋　飴糖
菉豆　蕎　醬　黍米　粱米
大豆黄卷

中卷目録終

新鍥藥性會元卷中

錢塘　元實甫　梅得春　編集

馬平　夷仲甫　陸可行　考訂

楚零　可貞甫　王有恒　同校

周南　君采甫　王納諫　梓行

楚靖　後學　陳謨　詹欠

木部

桂　味甘辛性大熱有小毒浮也陽中之陽　得人參熟地黄紫石英良　惡生葱

按氣之薄者桂枝也氣之厚者肉桂也氣薄則發泄桂

枝上行而發表氣厚則發熱肉桂下行而補腎此天地親上親下之道也故謂之曰勞傷須肉桂斂汗用桂枝俱可行經破癖妙過不墮胎兒又云官桂者桂乃參品取其品之高者可以充貢而名之貴之之辭也曰桂心者皮之肉厚去其麄而無味止留近木一層而味辛甘名之曰心美之之辭也又幾種菌桂餘養精神牡桂可利關節柳桂堪治上焦所以各分義治者也柳桂桂之極嫩條也

桂枝入足太陽經治傷寒頭痛能開腠理解肌表去皮膚風濕洩奔豚入上焦橫行手臂領諸藥至痛處止

痛及風並止表虛自汗桂虛能補此大法也仲景救表用此非表有虛以桂補之謂有風邪故病自汗此以發其邪微和則表密而汗自止亦非桂枝能收而用之也是故內經以其辛甘發散之義凡治傷寒春分後當忌之　肉桂入手少陰心足少陰腎二經屬陰與大邪同故曰寒因熱用而與知母黃柏同用有補腎之功故十全湯用之引歸腎經且能行血而療心痛止汗如神治一切風氣補五勞七傷入腎治下焦寒冷腹痛溫中止卒心痛利肝肺氣通九竅利關節暖腰膝療霍亂轉筋破痃痞癥瘕消瘀血通月經能墮胎主風濕冷痺骨節

攣縮續筋骨生肌

茯苓　味甘淡性温無毒可升可降陽中之陰也　惡白蘞地榆雄黄秦艽龜甲　忌醋及酸物　入手太陰肺經　足太陽膀胱經　足少陽膽經藥

白者利竅而除濕益氣而和中大便多而能止小便結而能通心驚悸而能保津液少而能生補虚劳在心脾有益治逆氣連胸脇多功又治憂恚驚邪心下結痛寒熱煩滿欬逆口乾止消渴好睡除濕益燥利膈中痰水肺痿痰壅調胃氣伐腎邪降肺火益氣力保神守中和腰臍間血久服安魂養神不飢延年又治產後血虛證

熱輕者可用此味滲滲其熱得松之餘氣而成屬金仲景利小便多用之此暴病新病之要藥也若陰虚者不宜多服

赤茯苓入足太陽膀胱經　手少陽三焦經　足少陰腎經　忌畏同前

主利小便分水穀破結氣止瀉痢小便淋瀝滯澀不通消水腫　與澤瀉同用利小便導濕　凡使去皮水淘去赤筋則不損人眼目　白者入壬癸赤者入丙丁

茯神　味甘氣平無毒

主益心益脾利驚開心定智辟鬼安魂治風眩慧怒勞

乏心虚養神保睡口渴健忘大有功効又治心下急痛堅滿人虚而小便不利者加而用之

琥珀　味甘氣平純陽無毒

主治五淋利小便安五臟定魂魄殺鬼精蠱毒明目磨翳止心痛破癥結消瘀血又治產後血迷血暈合金瘡生肌止血若血少而小便癃閉者勿用　乃松脂所化以手摩熱可拾芥者為真

松脂　味苦氣溫無毒

主補五臟除熱及胃中伏熱咽乾消渴風氣死肌瘀血風惡風癩疾癰疽惡瘡頭瘡白秃疥瘙風痺殺蟲寸白

少許咬之虫自死貼諸瘡生肌止痛久服延年
松花多食能發上焦熱病慎之
製法　凡入藥用河水煮或白酒煮軟白滑可用
槐角實　味苦酸鹹無毒　景天為使
主治五内邪氣之熱止口流痰唾之涎補絶傷而醫五
痔催生産而療火瘡婦人乳瘕可治子臓急痛能痊男
婦陰瘡濕痒産門痒痛堪療久服明目補腦益氣鬚髮
不白亦且延年若用催生墮胎只吞七粒即下
枝煎湯洗諸瘡陰囊下濕痒　皮治爛瘡　根治寒熱
膠主治一切風化涎肝臓風筋脉抽掣及小兒急驚風

口噤或四肢不收頑痺並毒風周行如虫行及破傷風

口眼喎斜腰背強硬任作湯丸煎服

凡使採揀去單子及五子者只用兩三子者佳

槐花味苦無毒　治五痔心痛眼赤殺五臟虫又熱去

皮膚風並腸風瀉血赤白痢疾俱炒用

葉煎湯治小兒驚癎壯熱疥癬及疔腫皮莖同槐花染

家作色採時收其未開含蕋煮一沸出之

製法　槐實銅搥碎之用烏牛乳拌一宿在十月以上

採

栢子仁　味辛氣平無毒　佳牡蠣為使　畏菊花羊蹄

根諸石及蚯蚓
主養心脾而有益定驚悸而安神去五臟之風湿補虚
損之腰疼腰中重腎中冷燥亦能潤頭中風陰中痿陽
道能與益氣兼除恍惚久服耳目聰明不飢延年
凡使去殼取仁微炒用
則栢葉　味苦澁氣微温無毒　使同栢子仁
主治吐血衄血痢血及婦人血山崩療赤白淋石淋淋
濁能清除湿痺益氣輕身令人可耐寒暑止饑燥湿乃
補陰之藥也但性效燥久服大益脾土以滋其肺炙詈
煉燈

凡使取新鮮匾栢枝清水洗净搗汁用

枸杞子　味苦微寒無毒　出甘州者佳

主治五内邪氣熱中消渴周痺風溼下胸脇間氣客熱頭痛補内傷大勞嘘吸強陰益精利大小腸去皮膚骨節間風及腎家風眼赤痛風痒瘴膜久服堅筋骨明目耐寒暑血虚人用之良

製法　用溫水微泡漉出取肉去核

地骨皮　味苦平性寒升也陰也無毒　入手少陽三焦經　足少陰腎經藥

主療在表無定之風邪治傳尸有汗之骨蒸退熱除蒸

治虛勞藥必用之藥又去肌肉間熱消渴及風濕痺堅
筋骨補肉傷涼血滋陰利大小腸凡使去木用皮水洗

黃蘗　味苦平氣寒沉而降陰也無毒　惡乾漆
入足少陰腎經　足太陽膀胱經藥
主瀉下焦隱伏之龍火安上焦虛噦之蚘蟲臍下痛單
製而能除腎不足生用而能補療諸瘡涼肝明目解熱
毒毋遺治痞厥血痢瘡疽利濕熱不可缺療黃疸并五
臟腸胃中結熱女子崩漏熱者瀉膀胱熱小便赤澀腸
痔諸痿腳膝無力癱疾必用之藥降相火療骨蒸勞熱
陰痿鼻紅吐血心痛小腸虛痛及腫下焦濕腫女子漏

下赤白陰傷蝕瘡男子腎莖痛瘡痛煮汁洗研末敷之
効救腎水而瀉陰中之伏火加細辛瀉膀胱之火消莖
中之腫炒而加澤瀉治小便赤澁與知母肉桂用俱陰
同滋腎氣而瀉下焦之火以酒洗用治冬天少火在泉
蘖燥也此藥能降其力上之氣大瀉陰火正謂補陰則
火自降須炒褐色與蒼术同用治痿治濕以其有降火
救濕之功佐乾姜炮黒以治濕熱配細辛為末治口瘡
神効又治秃瘡
製法　取緊厚鮮黄者為上先用刮去粗皮將水浸晒
乾再加蜜塗炭火上炙焦用若行下部用塩水炒火盛

者亦然俱先去粗皮而後製

山茱萸　味酸澁氣平微温陰中之陽也無毒　蓼實為使　惡桔梗防風防己　入足厥陰肝足少陽膽經

主治頭暈温中下氣調月水治疝強陰陽道衰能堅長陰莖腎髓竭可秘精補元逐心下寒熱之邪療頭風鼻塞之症通耳閉而殺三蟲暖腰膝而厚腸胃苶面目痿黄又除白皰逐寒濕出汗且止小便利九竅可安五臟明眼目強力益氣

製法　用温水泡一頃取肉去核每斤止可取肉肆兩其核能滑精慎勿誤入藥

竹葉　味苦甘平氣寒陰中之微陽無毒　筆竹淡竹為
上苦竹次之餘竹不入藥
主涼心火除新舊之煩熱止喘促去氣勝之上冲
筆竹葉能除咳逆急霍筋瘡惡亦能醫喉閉風痓兼嘔吐
并殺小虫　其根可作湯益氣止渴補虛下氣消毒
瀝主治風痓　實通神明輕身益氣
淡竹葉味辛平大寒主治胸中之痰熱下咳逆之氣
竹茹微寒主治嘔逆寒熱吐血崩中溢筋噎膈衄血並
虛煩不眠
苦竹葉　瀝　勻療口瘡止目痛利九竅

笋味甘無毒主治消渴利水道益氣可久食

竹瀝　味甘氣寒無毒　淡竹圖經云謂肉薄節間有粉者是也俗名水竹以其水湿處生故名之其堇竹即今筋竹也本草入藥但其味歊難服故不效用

主治卒中風失音不語風痺胸中大熱顛狂煩悶頭痛頭風皆因熱及痰症並姙婦頭旋倒地能安胎治子煩除陰虛大熱痰盛氣虛少食且消虛痰風火痰又治痰在四肢及皮裹膜外胷膈之間非此不能開達治小兒驚癎天吊大人顛狂或健忘且能養血雖本草不言然卅溪效用之大抵笋可食者即可用矣何寒之有

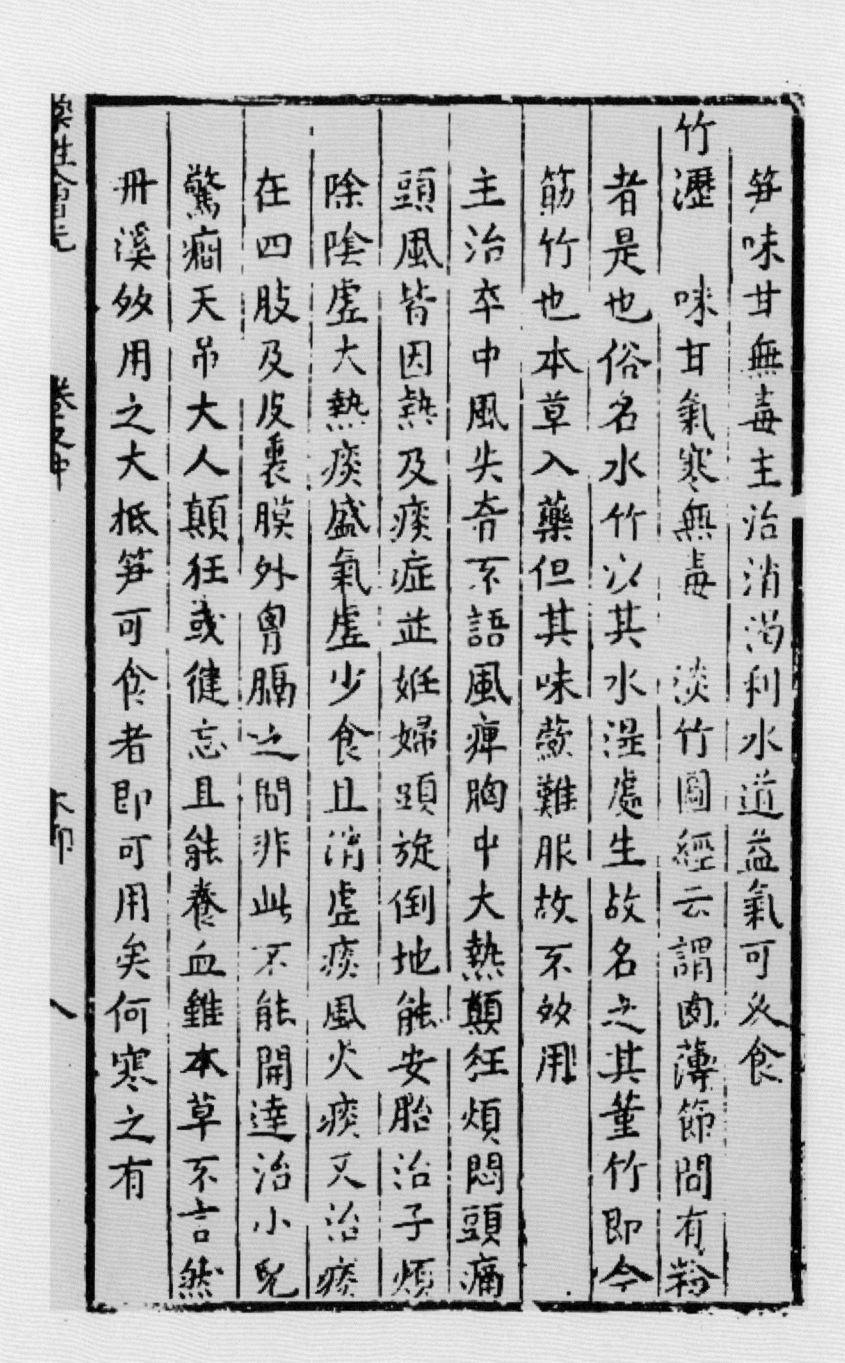

取瀝法　將竹截作短股兩頭去節中間畱節劈開置
磚二片將竹架之下生炭火炙逼瀝出兩頭用磁器接
之

杜仲　味辛甘氣溫沉而降陽也無毒　惡蛇脫玄參
入足少陰腎經藥
主强志壯筋骨滋腎止腰痛酥炙去其絲功效如神應
壯骨添精治腰膝之腫痛堅筋補損療足弱之難行風
冷遺瀝能除脊强直風可豁陰中濕痒即消消久病之
人加氣力
製法　削去粗皮剉斷或酥炙或姜汁或塩水或糯米

湯炙俱並用

藿香　味甘辛氣微溫無毒　入足陽明胃經藥主開胃進飲食止嘔療心痛定霍亂而辟惡氣除口臭而散寒邪助脾快膈辟瘴氣治寒瘧止嘔逆之良劑也胃寒及不和而少食者加而用之

厚朴　味苦辛氣溫沉而降陰中陽也無毒　乾薑為使惡澤瀉寒水石硝石

主苦能下氣去實滿而泄除腹脹溫能益氣散濕滿而散結調中溫脾胃去嘔脹清痰亦驗通經水消穀食止痢安蚘治妨痛者以瀉凝滯之氣不宜久服治腹脹者

因味辛以泄氣聚於下焦也又厚腸胃安腹中長蟲孕娠忌用　製法削去粗皮姜汁炒用川中厚紫有油佳

烏藥　味辛氣温無毒　產天台者佳　入足陽明胃足少陰腎經藥

主寬中順氣補中益氣婦人血氣一切冷氣攻畜胃利小便治中悪心腹痛蠱毒鬼忤宿食不消天行疫瘴膀胱腎冷氣攻衝背膂小兒腹中諸蟲除一切風並一切癰癤疥癩及猫犬百病皆可磨服大調諸氣

益智　味辛氣温無毒　入足少陰腎經　手太陰肺經足太陰脾經藥　主治君心相包二火

主安神定志益氣和中補不足調諸氣去脾胃中寒邪
止嘔噦及遺精虛滑小便頻數遺瀝人多涎唾當入補
中湯兼用治小水多者取二十四枚去殼鹽水煮服奇
驗　凡使去皮殼

猪苓　味甘而淡苦性溫陽中之陰升而微降無毒　入
足太陽膀胱經　足少陰腎經藥
主除濕腫體用兼備利小便滋滯能通解傷寒大熱發
汗治瘟疫痎瘧消中殺毒蠱疰不祥燥亡津液可療又
治腫脹滿從脚上至小腹婦人子淋子腫行水之功最
多如濕症者勿用久服則消腎水昏目

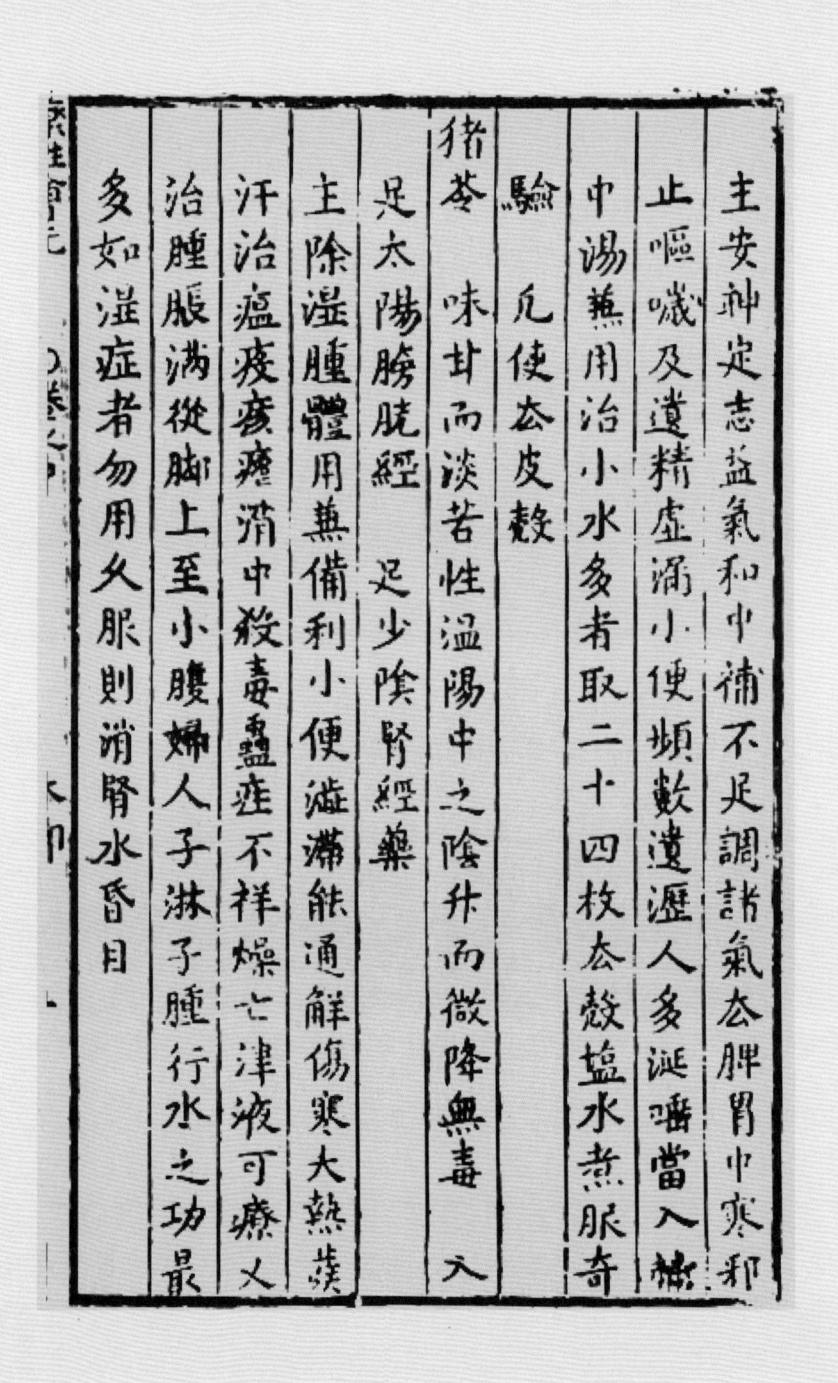

巴豆　味辛性熱浮而沉陽中陰也有大毒　芫花為使
惡蘘草　畏大黄黄連　生巴郡故名之性急通利因
名江子
主剖堅積蕩臟腑之沉寒通閉塞利水穀之道路利痰
水能破積結宣腸胃泄瀉脹膨斬關奪門之將不可輕
用能導氣化食去惡肉排膿除鬼毒蠱疰邪物通月經
下爛胎主金瘡膿血不利丈夫陰殺魚虫解斑猫蚝毒
毒胃中無寒積者勿用
製法　去殼研如泥層紙包石壓三日再用火磚二片
燒極熱夾壓一日取出再研篩羅用

莢　味辛鹹氣温有小毒　柏實為使　惡麥門冬
畏人參苦參空青　為末吹鼻引諸藥入厥陰肝經
主治風痰之惡病除厥逆之昏迷辟鬼魔之不悟殺精
物之溢邪中氣中風鬼厥卒死皆為末搐鼻嚏以釋妖
迷消痰止嗽療金瘡痛治卒頭痛頭風風痺死肌腹脹
腎滿消穀囊結墮胎胞衣不落通關節利竅破蠱毒煎
膏貼一切腫痛　凡使只可為膏散沐藥不入湯藥
凡用豬牙皂莢筋弦炙過
天丁　治癰疽惡瘡諸般腫毒能領諸藥鑽引潰處已潰
透膿未潰消散用米醋煎嫩刺傅瘡癬奇效

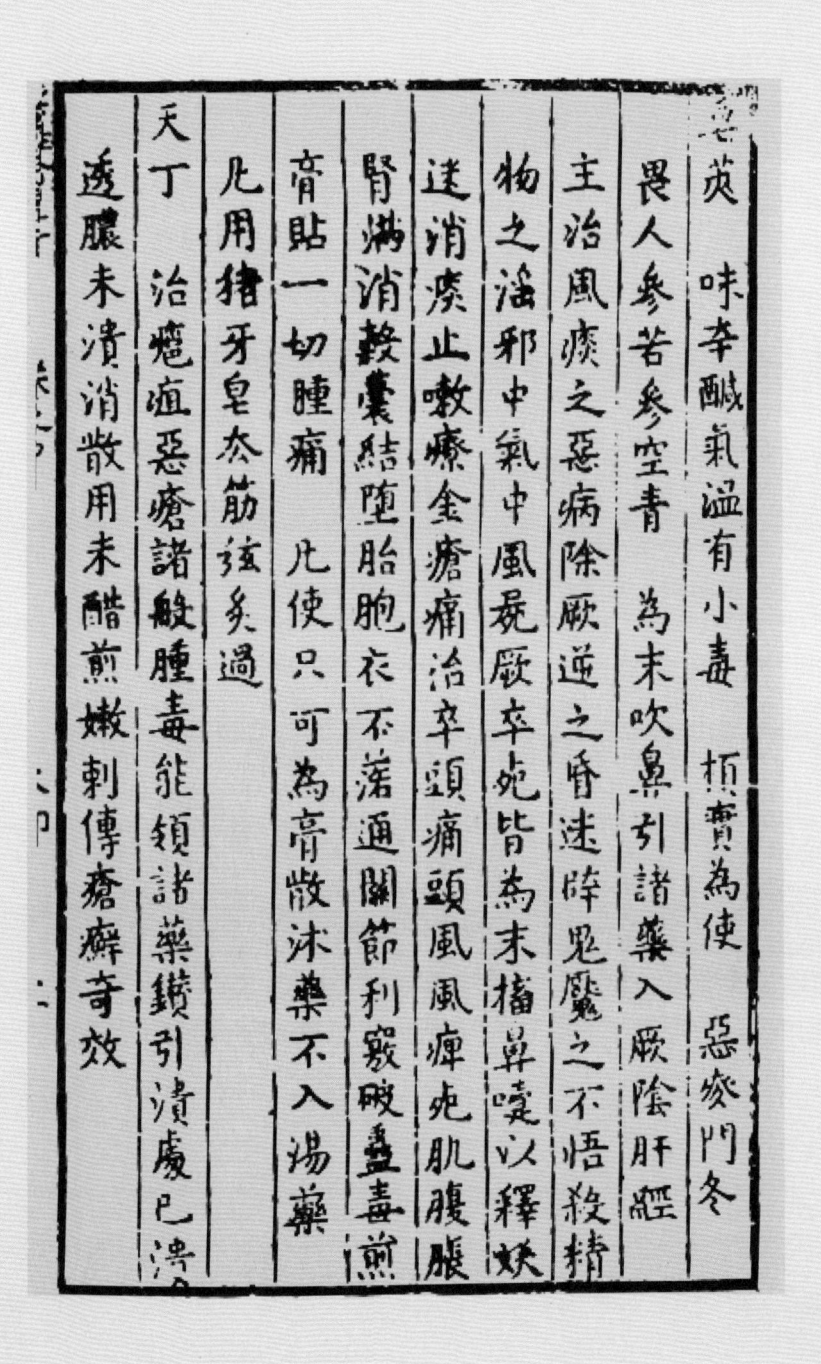

桑白皮　味甘性寒可升可降陽中陰也無毒　入手太陰肺經　出土者誤用殺人

主益元氣不足而補中虛瀉肺氣有餘而止咳嗽利水道消浮腫又消痰止渴治勞傷羸瘦退客熱補虛療崩中脉絶發寸白虫除肺中水氣止肺實唾血蓋性不純良戒勿多用及肺虛者尤宜忌之又可作線縫金瘡更以熱鷄血塗之　唐安金藏剖腹用此法

製法　刮去粗皮切蜜拌炒用

吳茱萸　味苦辛氣熱可升可降陽也有小毒　蓼實為使　惡丹參硝石　畏紫石英　入足太陰脾經　足

少陰腎經　足厥陰肝經藥

主治咽嗌寒氣噎塞不通胸中冷氣閉塞不利脾胃停冷腹痛不任心氣刺痛成陣而不止療感寒心腹及膀胱小腸之冷逆治轉筋霍亂並咳逆之風邪痰涎穀食能消痞满吞酸可溫中下氣治疝祛寒利膈氣開腠理去下焦寒濕止頭痛嘔逆理脚氣攻心治厥陰頭痛項強並唾痰沫厥逆其脉浮緩及祛寒諸藥不可勝也脚氣攻心和姜汁飲之下氣最速腸虛人少服　根殺三虫根白皮殺蟯虫

製法　凡用先以滚湯泡五六十遍然後方用

川椒　味辛性大熱浮也陽中之陽也有毒　杏仁為使
畏款冬花
主用之於上退兩目之翳膜用之於下除六腑之沉寒
溫中下氣治邪氣欬逆明目逐骨節皮膚寒濕痺痛及
兔肌傷寒溫瘧大風汗不出心腹冷氣除風邪牙壯陽
止陰汗縮小便開腠理通血脈堅齒髮安蛔蟲殺蠱毒
鬼疰及魚蛇毒逐風冷多食令人乏氣令人入調和
核名椒目微炒利水道治疝氣主盜汗有下達之能行
水甚速止行滲道不行穀道故能下水燥濕也不宜久
服多服

製法　凡使微炒去汗揀去目並合口者能殺人

胡椒　味辛辣性大温無毒　屬火而有金性燥食之快膈一云向陰者澄茄向陽者椒也

主治霍乱昏迷止痢去痰厥冷氣温中袪卒患心腹之冷痛癥陰冷臟腑之風寒能治寒痰冷痢調羨用之殺一切魚肉鱉蕈毒不宜多服大傷脾胃肺氣積久而大氣疾忌用　凡使石槽中研粉用

𧁄方木　味甘鹹平性寒可升可降陰也無毒、

主破瘡瘍死血除產後敗血非此不能効調產後血暈口禁昏迷血攻脹滿欲死者酒煎伍兩服効又治跌打

損傷排膿止痛消癧腫破瘀血調月經去風散氣其中

心泄功倍常

麒麟竭　味甘鹹有小毒　即血竭勿誤用海母血其形

相似味酸辛氣其血竭味微甘鹹如梔子氣者是也嚼

之不爛知蜡者佳凡用另研重羅極細再乳無聲方入

丸散膏藥若與群藥同研化作飛塵去半也

主止血出療金瘡之折傷定痛生肌斷除血暈治五臟

之邪氣帶下危良破積血　傳一切惡瘡久不合口亦

不可多用恰引膿長肉主跌打損傷内傷血聚並宜酒

服刀箭傷血出不止摻之即凝

山梔子　味苦性大寒沉也陰也無毒　入手太陰肺經
主療心中懊憹顛倒而不得眠治臍下血滯小便而不
得利凉心腎止鼻衄通解傷寒煩悶治湿熱發黄并洗
下後勞復去心經客熱上焦虚熱風熱煩燥五内邪熱
胃中熱氣面赤酒皰皶鼻白癩瘡瘍目熱赤痛挾毒熱
下血痢生津止渴瀉肺中火止嘔噦能屈曲下行降火
從小便瀉出極速善開欝且治塊中之火用仁去心中
熱用皮去肌表熱潤臟腑能解五臟之結熱益少陰經
血治疝因寒欝而發蓋湿熱故耳用此以降湿以烏頭
以降寒欝況二藥乃下焦之劑而烏頭為山梔子所引

其性急速不容胃脘停留是謂神効劫劑又治熱厥胃脘痛俗謂心疼以此爲君姜汁佐之爲嚮導通淋閉若留注下焦小便黄赤數者與澤瀉同之與黄連同治嘈雜必用之劑小便溺血用此治之胎孕手足或頭面遍身浮腫屬濕多者並皆治之　生山間者爲山梔子人家園圃栽者爲黄梔子不入藥方中所用山梔形最緊小七稜至九稜者良

製法　炒令焦帶微黑或入湯藥中或爲末入丸散末藥中甚効甚捷

檳榔　味苦辛氣温沉而降純陽無毒

主墜諸藥性如鐵石治後重驗如奔馬豁痰逐水更且殺蟲攻脚氣衝心宣通臟腑下氣除風宣利破結散滯氣消水穀泄胃中至高之氣祛瘴氣止瘧疾墜諸藥至下部丹溪云嘗見閩廣人以此治瘴終世食之夫此固有破滯之功無瘴病而食之者寧不損元氣乎乃有開門延寇之患人所不知經曰邪之所湊其氣必虛

生海南向日者名檳榔向陰者名大腹子形如雞心正穩大長不空心中有錦紋者佳

大腹皮　味辛氣微溫無毒　即向陰檳榔大腹子之皮也

主寬膨下氣冷熱氣攻心腹大瀉壅毒痰膈酷心以姜
鹽同煎入脾氣藥良健脾開胃定喘消腫能治水腫之
脹滿　大腹子茶膨下氣亦令胃和
孫真人云鴆鳥飲棲此樹凡使先以酒洗仍以烏頭汁
洗方入藥今人多不依此製嘗見婦人服之即下血而
死其可忽諸

合歡　味甘氣平無毒　即夜合花也人家多植庭除五
月間開紅白花
主安五臟利心志令人歡樂無憂久服明目得諸所欲
有補陰之捷功長肌肉續筋骨而外科未見用之何也

又一種一名合歡皮考之乃搓樹皮而治肺癰以收斂其瘡口亦能彌愈因其功治效驗原性雖無寧忍遺棄附之此備參考實非合歡皮也

枳殼　味苦性酸微寒浮升而微降陰中陽也無毒

主消心下痞塞之痰洩腹中滯塞之氣推胃中隔宿之食削腹中連年之積寬中下氣主結胸消脹寬膨逐水調風攻腸風痔漏破除癥癖安胃可化痰涎泄肺氣利關節適身風痳長肌肉利五臟及氣刺痛風走大腸泄風在皮膚如麻豆苦痒瘦胎氣乇皮毛胃腸之痞損胸中至高之氣虛弱者勿多用以其能損真氣若服人參

氣悶作喘者用此破之以泄其氣而喘自定

製法　水浸滚水泡去酸澀切晒乾麥麩拌炒熟其性

而緩主治暴氣胸膈之氣　凡使陳久者良

枳實　味苦酸性微寒沉也陰也無毒

主治胸中之虚痞逆心下之停水化日久之稠痰削年

深之堅積寬中下氣治傷寒結胸痞滿急痛此胸膈痰

破結氣消宿食安胃氣脇痛上氣喘逆咳嗽積聚壅滿

主大風在皮膚中行若痒除寒熱結氣長肌肉利五臟

止溏泄明目瀉痰能衝墻壁滑痰泄氣之藥也

按枳殼枳實一物也小則性酷而速大則性詳而緩故

仲景治傷寒倉卒之病承氣湯中用枳實者皆取去疏通快泄結實之義

製法　用漿水泡去酸苦切晒乾麥麩拌炒凡使形如鵞眼小者性酷而速至下主血在心腹之分陳久者良

荊瀝　味淡性寒平無毒　取法與竹瀝同

主治喉中有痰如物吐咯不出嚥之不下痰重者稍重能食者與竹瀝同用効速穩當治痰在皮裏膜外及經絡中又佐以姜韭汁又治血滯中焦不行者黃荊子炒焦治白帶

蔓荊子　味苦辛性微寒平陽中之陰無毒　惡烏頭石

膏　入足太陽膀胱經

主治太陽頭痛筋骨間寒熱湿痺拘攣明目堅齒利九竅殺白虫長虫又治頭風腦痛目腫耳明眼淚頭目昏暈風邪內作益氣澤膚與川芎細辛入補中益氣湯同治血虛頭痛如神

製法　棟净去蒂及白膜杵碎用酒浸一伏時晒乾

郁李仁　味酸苦陰中之陽無毒　一名千金藤又名唐棣

主治大腹水腫面目四肢浮腫利水道及膓中結氣關格不通破血潤燥滑大腸　根皮治齒痛風疰殺白虫

製法　去殼取仁滚水泡一日夜手撚去皮將仁另研如泥只入丸藥

訶子　味苦酸氣溫沉而降陰也無毒　一名訶梨勒大稜黑色肉厚者良去核用皮

主治咳嗽痰滑泄止瀉痢下胃脘中食降痰火除崩漏逐冷氣療奔豚治腸風下血

心腹脹滿開胸膈結氣消下逆虛煩及澁腸赤白泄痢可止咽喉腫痛堪醫叉療肺氣因火傷極以前有收歛降火之功也其味苦而性急喜降經曰肺苦急急食苦以瀉之謂降而下走也氣實者宜之若真氣虛弱之人

似雞輕脆，此藥雖澀腸，又瀉氣，盖其味苦澀。其子未熟時風飄墜者，謂之隨風子，尤珍貴，小者亦佳。治嗽疾咽喉不利，含三枚，殊勝。暴瀉初嗽者戒之。

乾漆　味辛酸，平，性温，降也，陽中之陰，無毒。半夏為使，畏鷄子，忌油膩，見蟹則不乾。主削連年深堅之沉積，破日久秘結之瘀血，生則損人腸胃，熟則通月水，愆期，杀𧏾，續筋骨，填骨腦，髓，殺重除心氣血痛，治五緩六急，風寒瘵咳嗽，温脾血，療通經脉，利小腸，止腰痛，補絶傷，殺蚘蟲，血氣心痛。

製法　入藥搗碎，炒用，熟則無毒，生則損胃。

川練子　味酸苦氣寒陰中之陽也有小毒　入手少陰心經凡使取肉去核用

主治傷寒大熱煩狂殺三虫疥瘍利小便止下部腹痛及心暴痛消疝氣并膀胱小腸氣與車前子大茴香同用治偏墜

桑寄生　味苦甘平無毒

主治腰腿遍身筋骨疼痛療內傷風氣瘡腫金瘡充肌膚長鬚髮固齒長鬚眉補漏安胎又能益血並治女人崩中不足懷妊漏血不止胎前產後諸疾下乳汁小兒背強其實明目通神難得真者其功力如神

桑椹　味甘氣寒無毒　主治消渴金石發熱補虚益
血黑鬚髮久服不饑

桑葉　主除寒熱出汗汁解蜈蚣毒

桑耳　味甘有毒　黑者主治女子漏下赤白瘕瘕積
聚陰痛陰陽寒熱無子療月水不調其黄熟陳白者
止久瀉益氣不飢其金色者治癖飲積聚腹痛金瘡
一名桑菌

桑花　暖無毒即桑樹上白蘚　主健脾澁腸止鼻紅
吐血腸風崩中帶下　用刀削取微炒入藥

没藥　味苦氣平無毒　生波斯國是彼處之松脂也其

塊大小不一色黑者佳　一
主療諸惡瘡金瘡杖瘡痔漏跌打損傷血滯腫痛疼不可忍卒下血目中翳痛及暈肌膚痛破血止痛婦人產後血氣痛破癥結宿血消腫能推陳致新理内傷良乃瘡科散血定痛之良藥也

丁香　味辛氣溫純陽無毒　入手太陰肺經　足陽明胃經．足少陰腎經藥
王快脾胃而止吐逆散風腫而定牙疼治反胃心腹之冷痛除呃噦咳逆與奔豚定霍亂且消氣脹破痃癖更治陰疼暖腰膝壯元陽兼消風毒逐冷痹殺酒毒亦掃

癖壓補胃瀉肺大療口氣病丹溪云屬火而有金補瀉能走口居上地氣出焉肺行清令與脾氣相火和惟有潤而甘若適焉以其脾有鬱火溢於肺中失其清和甘美之意而濁氣上下此口氣病也以丁香含之揚湯止沸耳惟香薷治之甚捷　丁香長三四分紫色中有大如山茱萸者俗呼為母丁香顆小為雌顆大為雄方中效用雌者若用須去丁蓋以丁能發癰其根必有毒癰本云不入心腹之藥用者慎審之

沉香　味辛氣溫沉而降陽也無毒

主補腎益精定霍亂止心痛調中順氣止絞痛之心疼

壯元陽而祛惡氣退風腫而治轉筋逐水可安吐瀉散滯風濕雖侵腰腰膝保和衛氣補五臟又助命門療麻痺背節不仁治風濕皮膚痒痛用之于上可以至天使之於下可以至泉隨使而無所不至也　凡使黑色入水沉而中實不空者佳

檀香　味辛氣熱陽中微陰無毒　入手太陰肺經　足少陰腎經　足陽明胃經藥

主定霍亂兼心氣之疼止嘔吐連心腹之痛消風腫腎氣攻心治中惡鬼忤邪氣使胃氣上升進食調氣殺諸虫能引清香之氣上行

蘇合香　味甘，氣温，無毒。從西域而來，乃煎煮諸香之汁也，其色赤黄。

主辟惡氣，殺鬼精，中風，中氣，治温瘧，消蠱毒，療心疼痛，去三虫，止霍亂吐瀉，治癇痓，令人不爲夢魘，又治痰厥口噤，不省人事。

乳香　味辛苦，氣温，純陽，無毒。入丸散，微炒用。

主治煎膏而生肌止痛，入藥而散腫，驅風，去惡氣，而治心腹之疼，活血氣，而定經絡之痛，癮疹癘毒，能消中風口噤，可療，補腎，且能通耳，調氣，又可催生，諸瘡及跌撲傷損，非此而痛不能止。

龍腦香　味辛苦氣微寒一曰溫平陽也無毒　出波律國形似白松脂梅花瓣者佳如雀屎者不美合糯米燈心收不散香即冰片也　有真有假試取一粒放炭火上即如水殺火者佳

主治心腹邪氣風濕積聚耳聾明目去目中翳通利關膈熱塞喉痺時疾心煩狂燥發豌痘疹下疳瘡入骨治骨痛大人小兒風涎壅閉及暴驚熱治諸瘡生肌收口

止痛

辛荑　味辛氣溫無毒　川芎為使　惡五石脂　畏菖蒲蒲黄黄連石膏　不去心毛射人肺令人嗽不止

主治腦漏面腫引齒祛頭風腦痛面䵟溫中解肌利竅通鼻塞涕出頭眩如立舟船之上生鬚消髮去白蟲除五臟及身體寒熱久服下氣明目亦可作膏

茶茗　氣微寒無毒　穀雨節前採者為茶味甘苦節後採者爲茗味苦　入手厥陰包絡　足厥陰肝經

主治痰熱消渴下氣消食清頭目利小便令人少睡中風昏憒多睡不醒人宜用但多用久用令人瘦去人脂茶飲序云釋滯消壅一日之利暫佳瘠氣侵精終身之累斯大

紫葳　味酸性微寒無毒　詩若之華芸之黄矣即凌霄

花也　延蔓附物而生雖榮不久
主治婦人產乳餘疾崩中帶下癥瘕血閉不通寒熱羸
瘦養胎治血痛之要藥且補陰甚捷蓋有守而能獨行
又療酒齄熱毒風刺痛婦人閩其氣不孕然女科方藥
中又多用之

雷丸君為味苦醎氣寒有小毒　荔實厚朴為使　惡葛根
赤者殺人
主殺三虫逐毒氣胃中熱利丈夫不利女子作摩膏除
小兒百病去皮中結熱積殺蠱毒寸白虫自出不止久
服令人陰痿

製法　凡使去皮甘草湯或米醋浸一日夜切片用

五棓子　味苦酸氣平無毒　一名文蛤　又名百虫倉

在處有之

主治齒宣疳䘌肺臟風毒流溢皮膚作風湿癬瘡瘙痒

膿水五痔下血不止小兒面鼻疳瘡為末摻口瘡効煎

湯洗眼去熱風湿痒腫痛佐佗藥治頑痰有効並止夜

分多嗽解諸熱毒及腸虛瀉痢治脫肛為末抵而上之

又能傳痔漏蓋其有収斂之功也噙口中善豁頑痰

木鱉子　味甘氣溫無毒　其藤生葉花有五狀青色面

光花黃其子似括蔞而極大生青熟紅肉上有刺其核

似鱉故以名之

主治折傷消結腫惡瘡生肌止腰痛除粉刺䵟黯婦人乳癰肛門腫痛醋磨消酒毒

蜜蒙花　味甘氣平無毒　一名水錦花

主治青盲膚瞖赤澀多淚消目中赤脉小兒麩豆及疳氣攻眼

製法　凡使酒浸一宿漉起晒乾用蜜拌蒸再晒乾用

天竺黃　味甘氣寒無毒　此竹内所生如黄土着竹成片者

主治小兒驚風天吊客忤痰壅失音鎮心明目去諸風

熱療金瘡止血滋養五臟小兒藥最宜和緩故也

榆皮　味甘性滑氣平無毒

主通大小便利水道而消浮腫治小兒百癩下胎除邪氣脹胃中邪熱性滑能通利久服不飢其實尤良

花主治小兒癇小便不利傷熱並勿令中濕濕則傷人

楮實子　味甘氣寒無毒　處處有之楮皮樹所生結子採實陰乾用

主補虛明目益氣強陰（謂陰痿不起也）消水腫　葉洗疹風小兒身熱食不生肌可作湯浴又療惡瘡生肉　皮主逐水利小便　莖治癮疹痒單煮洗浴　皮間白汁生塗

疥癬

製法將水攪旋投水浮者去之然後晒乾酒蒸焙乾用

五加皮　味辛苦氣溫無毒　畏蛇皮玄參　其樹乃白

楸也五葉者良

主治心腹疝痛益神堅筋骨舒筋展痺療風寒濕痺男

子陰痿囊濕小便遺瀝疽瘡女人陰痒陰蝕腰脊痛脚

痺痛風膝軟五緩又治多年瘀血在皮肌益精長志釀

酒飲治風痺四肢攣急小兒幼不能行服之良

金櫻子　味酸澀氣溫平無毒

主澁遺精養陰益腎調和五臟療脾洩下痢止小便方

術多用之以澁精氣又採搗熬膏服之輕身耐老延存
中云止遺洩取其温澀須于十月熟時採否則令人反
利冊溪云屬土而有金與水經絡随道以通暢為和平
脉者取澁性為快遂煎熬而食之自不作靖咎將誰歸
雷公云林檎向裏子名金櫻名同而物異即今刺棃子
是也形似榅桲而小色黄有刺花白處處有之

秦皮　味苦性寒沉也陰也無毒　大戟為使惡呉茱萸
主治風寒邪合湿成痺青白色洗洗寒氣除熱目中幻
翳白膜遮睛男子少精婦人崩中帶下小兒風熱驚癇
身熱可作湯洗眼磨皆久服皮膚光澤肥大有子

桼椒　味辛氣溫生溫熟寒有毒　悪括蔞防葵畏雄黃

主攻痛而治風痺通喉而明目除風邪寒濕之痺療咳逆疝瘕之病可溫中而堅齒長髮利五臟而悅色壯顏去老血而療產後腹痛出汗等疾　有下達之能其子名椒目止行滲道不行谷道世人服椒者無不被其毒服久則火自水中起誰能禦之能下水腫濕

胡桐淚　味鹹苦大寒無毒　形似黃礬而堅實得水便消如消石

主治心腹煩滿大毒熱水和服之取吐殺風牙虫膨停脹滿又治牛馬急黃黑汗水研二三兩灌之即起走又

為金銀銲藥

墨　味辛無毒　上品好者入藥粗臭者皆不堪用松煙為之者

主止血生肌膚合金瘡及産後血暈崩中卒下血醋磨服之又療眯目物芒入目磨點瞳人上又止血痢及小兒客忤搗篩温水服鄜延界内有石油燃之烟甚濃其煤可作墨墨光如漆松煙不及其文識曰延川石液者是不可入藥附此以别之

安息香　味苦氣平無毒　出西戎形似松脂黄黑色為塊新者亦柔韌

主辟惡氣止心腹之疼殺鬼怪及蠱毒之患祛邪出蟲
除膀胱療遺精
仙人杖　味鹹氣平無毒　此是𥮾欲成竹時立死者黑
如漆五六月採收之苦桂竹多生此
主療噦氣嘔逆辟痁小兒吐乳大人吐食并水煮服小
兒驚癇及夜啼安身伴睡良又治痔病燒爲末水調方
寸匕服
海桐皮　味苦氣平無毒　出南海以南山谷似梓桐白
皮
主治霍亂中惡赤白久痢除疳䘌疥癬虫風祛痺痛風

齒痛虫牙並含服効水浸洗目除膚赤作繩索入水不爛

石楠　味辛苦平有毒　五加皮為使

主養腎氣補内傷陰痿除風熱利筋骨皮毛療脚弱與氣之拘攣逐五臟中之邪氣女子不可久服令思男實殺蠱毒破積聚逐風痺　一名鬼目四月採實陰乾

樗木皮　即臭椿根　其性凉而能澁血樗木臭疎椿木臭實其樗用根葉莢故曰未見椿上有莢惟樗木上有莢以此為異　又有樗鷄名鳳眼艸故知命名不言椿雞而言樗雞者以見有雞者為樗無雞者為椿其義明

矣

椶櫚子　味平無毒

主澁腸止瀉痢腸風崩中帶下及養血　皮療鼻紅吐血破癥崩中帶下腸風赤白痢入藥燒灰存性不可絶過　根治崩中止血和酒煮服

衛矛　味苦氣寒無毒　一名鬼箭　與石茆根頭相似只是葉不同味各别採来只用箭頭

主療女子崩中下血腹滿汗出除邪疰蠱毒中惡腹痛去白虫消皮膚風毒腫令陰中鮮

製法　拭去上赤毛用酥緩炒過用之每一兩酥一分

酥盡為度

黃藥根　味苦氣平無毒

主治諸惡腫瘡瘻喉閉蛇犬咬毒取根研服之或含或塗並効藤生高三四尺莖似小桑生嶺南邕州

白楊皮　味苦無毒　即白楊樹之皮也

主治毒氣脚氣腫四肢緩弱不隨氣遍易在皮膚中痰癖等疾酒漬服之

製法　凡使用銅刀刮去粗皮入水甑蒸從巳至未分取出布袋裝掛於屋東吹乾用

桄榔子　味苦平無毒

主治宿血共木似栟櫚硬斫其内有麪大者至數斛食之不飢其皮可作綆生嶺南栟櫚一名㰒櫚

莽草　味辛苦氣温有毒　一名葞一名春艸

主治頭風癰腫疝癰疝瘕除結氣疥瘙殺虫魚療喉痺不通乳難頭風痒可令沐勿令入眼

製法　用生甘草并水蓼拌蒸晒乾

芫花　味辛苦温氣微温有小毒

主治咳逆上氣喉鳴喘咽腫短氣蠱毒鬼瘧疝瘕癰腫殺魚蠱消胸中痰水喜唾水腫千歲不爛昔有人開冢得之索巳生根此木類嶺南有虎杖柳冬葉滿葵椰子

檳榔灸羅等皆相似各有所用

牡荆實　味苦氣温無毒　防風為使　惡石膏

主除骨間寒熱通利胃氣止咳逆下氣得栢木實青葙子療頭風

蕪荑　味辛平無毒　一名無姑

主治五内邪氣散膚骨節中淫淫温行毒去三虫化食逐寸白虫散腸中嗢嗢喘息

虎杖根　微温　一名苦杖

主通利月水破留結生温地上高丈餘莖上有赤點八月採日乾

蕤仁　味甘溫氣微寒無毒

主療心腹邪結氣明目目赤痛傷淚出目腫眥爛白汁破心下結痰痞氣

製法　湯浸去皮尖作兩斤用木通卅七兩芒硝一兩同和蕤仁四兩煮一伏時漉出仁研成膏任加減入藥

楓香脂　味辛苦平無毒　一名白膠香　其菌食之令人笑不休以地漿解之

主治癮疹風痒浮腫齒痛　其皮味辛平有小毒主治水腫下氣煮汁用之所在大山皆有五月斫樹十月採脂

降真香　味苦平無毒　出黔南伴和諸香燒煙直上天
召鶴得盤旋於上又云小兒帶能辟邪惡之氣故附之

梛花　味苦寒無毒　一名梛絮
主治風水黃疸去面熱黑痂疥惡瘡金瘡　葉主治惡
疥痂瘡煎洗馬疥立愈又療心腹内血止痛　實主潰
癰逐膿血子汁療渴

鈎藤　味甘平微寒無毒
主治小兒寒熱十二腫驚癇

没石子　味苦氣溫無毒　即無食子　出西番中有竅
者良

主癧泄瀉止痢生肌治陰瘡陰汗又染鬚髮能令烏黑

山茶花　以童便和姜汁酒服治火在血上錯經妄行又

治衄血

菜部第三

生薑　味辛性溫陽也無毒　秦椒為使　殺半夏毒

惡黄芩　或謂夜不宜食以其辛溫發散之故夜本氣

静宜收斂食之反發散其氣是違天道若有病則不拘

主製半夏有解毒之功佐大棗有厚腸之妙溫散表邪

之風益氣止胃翻之噦大能發散止痰嗽嘔吐惡心有

痰有熱有虛皆可用之為主治傷寒頭痛鼻塞欬逆上

氣去臭氣止咳嗽化痰涎用之以其能行陽而散氣也若破血調中去冷除痰開胃須去皮則性熱若留皮其性冷也

乾薑 味辛溫大熱生則味辛炮則味苦可升可降陽也無毒 取生薑汁淹三日去皮剉片晒乾置磁瓶中其性生則逐寒邪而發表炮則除胃冷而守中治霍亂心疼胸滿咳逆上氣溫中止血出汗逐風寒濕痺腸澼下痢寒冷腹痛風邪脹滿去皮膚間結氣辛熱以滌中寒 炒黑味苦斂肺氣下降使陰血生且味兼制又養血治陰虛內熱及發虛熱產後大熱能利肺中氣入肝

分引血藥生血須與補陰藥同用炒黑成灰取其不走吐紅不止用　乾薑炮為末再炒黑童便調服從治也

紫蘓　味辛性温無毒　葉下紫色而氣香者佳

主下氣散寒消痰定喘解肌發表止嗽寬膨定霍乱嘔吐除感冒風寒開胃下食又治心腹脹滿欬逆潤心肺安和胎氣逆逼上心療風氣上攻頭痛理腰脚中濕能解蟹毒膨脹又散結氣調中寬喘急止嗽利大小便子能下氣亦治風氣頭痛炒過用

荆芥　味苦辛氣温浮而升陽也無毒　一名假蘓

主清頭目而止便血疎風散瘡之腫療傷寒而能發汗

除劳鲜熱之邪疔腫風腫可消風暈血暈可止鼠瘻瘰癧及瘡痒瘀血湿痺并結氣賊風風癩口眼喎邪腫毒頭風眩暈婦人產後昏迷中風酒和服止鼻衄醋調敷能通利血脉傳送五臟動渴痰治風疹冷氣與薄荷是治頭痛之本藥惟止左邊偏頭痛當審而加之與四物同用止婦人崩中及月水不止神効女人血風要藥也

凡使取花實成穗者日乾用

薄荷　味辛性凉浮而升陰中之陽無毒　入手太陰肺手厥陰包絡

主清六陽之會首除諸熱之風邪消風散腫治風氣頭

痰發散傷寒寬中下氣宿食不消心腹脹滿止霍乱治賊風並傷寒頭腦風去高巔及皮膚風熱能發汗通關御辟惡氣解骨蒸勞熱清咽喉及小兒傷寒並風涎驚癇壯熱乃上行之藥能引諸藥入榮衛大病後勿食令人虛汗不止大能解勞　惡性燥

蘿蔔子　味辛甘氣溫平無毒　一名萊菔子炒研用

主治哮喘咳嗽膨脹下氣制麵消食有推墻倒壁之力水研服能吐風痰醋調塗能消腫毒蒸熱為丸能治因享味發哮喘蘿蔔煮煨熟食之能消食下氣去痰癖肥健人生食敗血搗汁止渴及療口瘡多食停滯胸膈成

溢歛病以其卋多辛少也又治肺痿吐血衍義云散氣
用生姜下氣用姜蘸久服濇荣衛令人髮蚤白
白芥子　味辛氣温無毒　凢使炒研用
主治痰在脇下及在皮裡膜外非此不能達又療上氣
並胸膈有痰有冷面黄痓氣又辛能發汗
葱　味辛氣温無毒　入手太陰肺經　足陽明胃經
主治傷寒頭痛如破療傷寒骨肉周痛治中風面目腫
脹令小便閉節俱通利五臟而殺百藥之毒除喉閉亥
寒之痺　凢使連鬚葉安胎去葉用白番鬚除傷寒寒
熱退散肝經之邪氣益目之睛光同麻黄發太陽膀胱

風邪頭痛腰脊強又能發中出汗　忌燒熱同蜜食殺
人　汁治溺血解藜芦毒勿多食令人神昏正月莫食
生葱發面上遊風　實主明目補中不足

雞蘇　味辛氣微溫無毒一名水蘇
主下氣殺穀消飲食辟口臭去毒辟惡氣吐血衄血崩
中生九月生池澤中

韭　味辛氣溫無毒
主治中風失音心脾痛下膈間瘀血胸膈結氣及中惡
腹脹歸心安五臟除胃中熱補腎益元陽溫中下氣
子味辛微酸治夢遺精滑及白濁助陽道暖腰膝

根主養髮　丹溪云治膈中瘀血搗汁呷之甚効性急能克汗氣多食則神昏若未出糞土韭黃最不宜食令喘氣盖含噎鬱不和之氣故孔子曰不時不食正謂此耳又韭花食之動風　生研冬月用根搗取汁不可與蜜同食

瓜蒂　味苦氣寒有毒即甜瓜蒂也

主治下水身面四肢浮腫殺蠱毒除欬逆上氣及食諸果病在胸腹中並風癇喉風痰涎暴塞中脘停痰皆吐下之去鼻中息肉療黃胆吹鼻中出黃水除偏頭疼効

香薷　味辛氣微溫無毒

主治霍乱腹中吐瀉下氣除煩熱調中温胃辟口臭大
鮮傷暑氣利小便散水腫供作湯服消水脹甚捷有微
上徹下之功肺得之則清化而水自下用大葉者濃煎
成膏丸而服之本州言治霍乱不可闕也
冬葵子　味甘氣寒無毒　葵合鯉魚食能害人
主治五臟六腑寒熱羸瘦利小便療婦人乳難内閉
黄蜀葵花不拘多少焙乾爲末用二分滚白湯調下催
生如神或有漏血胎臟乹澁難産痛劇者併進三服良
久腹中氣寬胎滑即時産下如無花只用葵子研小半
合以老酒童便調服尤妙此神聖之功救人無量

胎不下者同紅花蘇木酒煎服即下又治打撲傷損及
小便淋瀝惡瘡膿水久不收乾傳之良　桑主殺人
痿根味甘寒無毒主治惡瘡小便淋瀝　解蜀椒毒

莧實　味甘性寒無毒
主治青盲白翳明目除邪利大小便殺虫久服益氣力
本草分六種皆下血而入血分善走紅莧與馬齒莧同
服下胎効速臨產煮食易產其性寒滑故也

白冬瓜　味甘性微寒無毒　性走而急久病與陰虛之
人忌之　主醒脾止渴當為飲食之資觧燥除煩通利
小便之剂散癰逐水腹脹能消九月勿食被霜瓜食之

令人反胃

甜瓜　味甘性寒有毒

主止渴而除煩熱散滯而達三焦利小便療口鼻瘡殺食令人陰中濕痒生瘡動宿冷病發虛熱破腹羸弱手足無力　葉搗汁塗頭令人髮生凡患脚氣者勿食主永不除瘥　五月甜瓜沉水者殺人若多食發黄疸病人食之解藥力兩蒂者殺人

苦瓠　味苦性寒有毒

主治面目四肢浮腫下水令人吐患腰脚氣腫及虛腫者食之永不瘥

水芹　味甘氣平無毒

主治女子赤沃止血養精保血脉益氣令人肥健嗜食

馬齒莧　味酸氣寒無毒　凡使勿用葉大者不是其中

無水銀　子能明目仙經用之

主治目盲白翳利大小便去寒熱止渴殺諸虫破癥結

癰瘡和梳垢封疔腫燒灰和陳醋滓先灸疔腫後封之

其根即出生搗汁服飴利下惡物去白虫煎爲膏塗瘡

茄　味甘性寒無毒　一名落蘇　損人動氣發瘡及痼

疾久患虚冷人勿多食

根及枯莖葉治凍脚瘡煎漬之良又入膏藥

蒜　味辛溫無毒　主治金瘡除寒熱去水氣溫中散結利病人諸瘡中風寒水腫以塗之

葫　味辛溫有毒　即大蒜也主散癰腫䘌瘡除風邪殺毒氣獨子者尤佳歸五臟久食傷人損目能辟厲氣食多白髮大傷肝氣令人面無顏色性熱喜散善化肉故人喜食多用于暑月其傷脾傷氣之積久自有化肉之功不足言也有志養生者宜自知之

果部第四

橘皮　味辛氣溫可升可降陰中之陽也無毒陳久者良

留白者補胃和中去白者消痰泄氣主導逆氣定嘔吐逐停水通五淋開胃寬中下氣健脾化食散寒邪消水穀利胸中痰熱止霍亂吐瀉定咳嗽痰壅同白朮用則補脾胃單用多用則損脾胃有甘草則補脾無則瀉脾刮去白為橘紅消痰泄肺理胸中之氣止嗽又能助陽氣上升及助諸甘辛為用去穰留白者和諸藥升陽助胃尊氣而疏元氣久服去臭氣　橘核仁治腰疼疝氣炒為末酒調服治腎疰腰疼膀胱氣痛

青皮　味苦辛酸性寒沉也陰中之陽也無毒

入足少陽膽經　足厥陰肝經引經藥

乇破滯氣愈低而愈効削堅積愈下而愈良引諸藥至厥陰之分下飲食入太陰之倉快膈除膨利脾之剂傷肝怒氣脇痛之癖癖少腹乃厥陰之痛跡肝氣入少陽之經陳皮治高青皮治低虚弱人少用散而脇痛同藥必跡肝氣人多怒而脇下有鬱氣積故肋稍痛是乃肝膽二經之藥能泄滯氣以上其痛二經氣不足者先當補必加青皮可也消疝氣又能消逆中之堅塊宜佐以散風之藥研末服之此藥不宜多服多服則損人真氣　凡使醋煮炒乾用

山查　味耳氣平無毒

主化宿滯能行結氣健脾胃破積消痰消食進飲食又消食積之痰益小兒推瘡痛治產婦兒枕痛極濃煎入砂糖調服立効

蓮子　味甘氣寒無毒　去心生食微痛氣煮熟食之良多食令人喜

主定腰痛止泄精補中益氣力養神安心醒脾止痢止渴除百病　心治血渴痰清心去熱產後作渴煎服效

蓮花蕋鎮心固精輕身益氣

藕　味甘氣寒無毒

主治熱毒口渴煩悶解酒毒消瘀血破產後血悶搗署

金瘡熱傷散血止痛生肌蒸熟食開胃補五臓

節搗汁止吐衄嘔咯唾血病

鷄頭子　味甘氣平無毒　一名芡實

主補腎益精治白濁輕身長志止腰脊膝痛補中治濕

痺除暴疾令人耳目聰明耐老不飢同金櫻子煎服最

補益人　凡使去殻用

覆盆子　味甘氣平微熱無毒

主治男子腎虚精竭陰痿不起女人食之有子益氣輕

身令人髮不白五月採　凡使用東流水淘去黄葉并

皮蒂盡以酒蒸一宿再以東流水淘二次晒乾用

大棗　味甘平性温陽也無毒　殺烏頭毒與生葱相刑

不宜同食入藥去核

主助脉強神大和脾胃養脾開胃助藥成功治心腹之邪安中助十二經脉能通九竅補氣添津益身強力除煩悶療心懸定大驚補不足若心下痞滿及嘔吐者勿食脹齒唇有疾忌之

桃仁　味苦甘性平沉而降陰中陽也無毒　入手陽明大腸　足太陽膀胱　足厥陰肝經藥

主潤大腸血秘之便難破大腸久蓄之血結治腰疼通經脉破癥結療疝氣止膀胱氣痛治大腸破血通用不

缺以其苦以泄滯血甘以生新血故凝血須用又去血
中之堅積及通月經老人虛秘殺小虫除臟瘀邪氣並
卒暴擊血止經行時滯血作痛遂皮膚血熱燥癢咳逆
上氣消心下堅治痢下墜異常中有紫血而又痛者此
為死血細研與滑石行之　桃花味苦氣平無毒主治
鬼疰除水氣破石淋利大小便令人好顏色下三虫三
月三日採陰乾千葉者不用能令人鼻衄不止及目黃
黃桃梟微溫主殺百鬼精物療中惡腹痛辟怪魅五毒
不祥一名桃奴又名梟景是實著樹不落實中者正月
採之　桃毛主下血瘕寒熱積聚無子帶下諸疾破堅

閉乱取毛用之　桃蠹殺鬼邪惡不祥食桃樹之虫也

莖白皮味苦辛無毒除邪鬼中惡腹痛去胃中热　葉

味同主治尸虫出瘡中蚕膠鍊之主保中不飢耐風寒

實味酸多食令人有热及傷胃

杏仁　味苦甘性温可升可降陽也有毒　惡黄芩黄耆

葛根解湯毒　雙仁者勿用能殺人并毒狗

主利胸中逆氣之喘促潤大腸氣閉之便難潤肺治欬

而清音止嗽通腸而利氣療產乳金瘡驚癇欬逆上氣

腹響如雷鳴喉痺腹痺心下寒及煩热奔豚風氣治時

行頭痛解肌消心下急殺狗毒潤燥消宿食細研用之

其性熱因寒者可用其香實不可多食能傷筋骨散肺

氣風熱將仁燒令烟未盡研如泥裹納女人陰中治蚰蜒

宣木瓜　味酸氣溫無毒　入手太陰肺　足太陰脾

足厥陰肝經　皮薄微赤黄香甘酸不澁者佳

主治脚氣之水腫治霍乱之轉筋療大吐之不止利[illegible]

痺之難伸止冷熱之痢定心腹之疼最能消腫止渴亦

可壯骨強筋助血且降痰唾專理脚氣攻心入肝經又

補腎腰膝足之無力調榮衛助穀氣導濕除邪氣脫能

收氣滯能和治腰脚不可缺也

凡使勿犯鉄器用銅刀刮去粗皮

烏梅　味酸氣平陽也無毒　反黄精不可並食

主治便血瘧痢及久嗽久痢化痰下氣止渴調中療骨蒸勞熱吐蚘虫生津液除煩滿邪熱收肺氣澁腸上溲祛瘧補虛勞安心消酒毒偏枯麻痺不仁去黑點燒灰研末傅一切惡瘡出惡肉立盡

梨　味甘微酸氣寒無毒

主治心煩肺熱咳嗽消渴降痰除客熱梨者利也能流利下行消酒多食令人寒中若乳婦金瘡忌之血虛人尤宜少用

沙糖　味甘氣寒無毒　與鯽魚同食生疳虫　與葵菜

同食生疥癬、與竹笋同食不消化成癥
主治心腹大腸熱和中助脾小光多食損齒䘌痒墨蛀
盖甘能生濕々生火也中滿嘔家不宜用以其甘故也
胡桃　味甘氣溫無毒　即核桃也　凡使去殼皮用
主治腰痛補下元潤肌黑髮令人肥健取瓤燒令黑未
斷烟和松脂研傅瘰癧瘡又和胡粉為泥拔白鬚髮以
塞孔中復生黑者多食利小便動風生痰能脫人眉傷
肺去五痔外青皮染髭及帛皆黑其樹皮上水　可染
褐仙取青皮壓油和詹糖香塗毛髮色如漆生北地云
張騫從西域將來其樹春研皮中出水取汁沐頭髮至

黑其肉煮粱粥下石淋良

荔枝核　味甘氣平無毒　凡使炒過為末用良

主治心痛小腸氣陰囊濕疝氣能散無形質之滯氣故消瘤瘰赤腫其肉止渴益人顏色生嶺南及巴閩其果熟百鳥食之皆肥

葡萄　一味甘平無毒

主治筋骨濕痺益氣倍力強志令人肥健耐飢忍風寒可作酒逐水利小便生隴西山谷七八月取東南人食之多病熱西北人食之無恙蓋性能下走滲道西北氣厚人之稟亦厚故無恙其苗即木通

栗子　味鹹氣温無毒

主益氣厚腸胃補腎氣令人耐飢衍義云生者難化熟者滞氣膈食生虫所謂補腎者以其味鹹也

芡實　味甘氣平無毒　一名蔆

主安中補五臟損食多則傷胃

橙子皮　味苦辛氣温無毒

主散腸胃之惡氣逐脾胃之浮風又能消食其瓤味酸去惡心不可多食傷肝氣其形大於橘皮厚而皺

櫻桃　味甘性熱　主調中益氣令人好顔色美志性大熱而發湿日華子云令人吐衍义称明其熱能致小兒

之病舊有熱病與嗽喘者食之立病多至不救余曾見食多者鼻衄盆餘不止可不慎戒禮記云啗桃可薦宗廟又王維詩云總是寢園春薦後非干御苑鳥啣殘

柹　味甘氣寒無毒　主通耳鼻氣治腸澼不足止血止嗽除腹中宿血又乾餅治小兒痢尤佳

枇杷葉　味辛氣平無毒　主治卒啘不止下氣凡使採浮後秤濕者一葉重一兩乾者三葉重一兩是氣足堪用粗布拭去毛令盡用甘草湯浸洗一遍却用綿再拭乾以酥炙用

柟子　味甘大寒無毒　主利腸胃中熱毒觧丹石止暴

渴利小便多食令人脾冷發痼癖大腸泄又有沙柑青

柑山柑體性相類惟山柑皮療咽喉痛効餘者皮不堪用

甘蔗　味甘氣平無毒　主下氣和中助脾氣推大腸

安石榴　味甘酸氣平無毒　凡使皮葉根勿令犯鐵若

使石榴殼不計乾濕先用漿水浸一宿至明漉出其水

如黑汁如用葉根亦如此製　病人戒食其性滯其汁

惡而成痰擂者留也　主治咽乾燥渴損人肺不可多

食殺療下痢止漏精東行根殺寸白虫　其花百葉者

主治心熱吐衂乾末吹鼻立止若中蠱毒以石榴皮煎

汁飲之吐出活物立愈

楊梅　味酸氣溫無毒　主去痰止嘔噦消食下酒乹作屑臨飲酒時服方寸匕止吐酒多食令人發熱

林檎　味酸甘溫不可多食能發熱澁令人好睡發冷痰生瘡癤脉閉不行其形圓如柰六七月熟處處有之

海松子　味甘小溫無毒　主治骨節風頭眩去死肌变白散水氣潤五臟不飢生新羅令改暹羅如小棗三角其中仁香美東夷食之當果與土松子不同即今之松子是也

橄欖　味酸甘溫無毒　主消酒療鯸鮐毒人誤食此魚肝迷悶者可煮汁飲之必解其木梹擲着魚皆浮出故

知物有相如此也　核中仁研傅唇吻燥痛　日華子
　開胃下氣止瀉多食致上壅
烏芋　即經中䓘茨其皃喜食之借名葧臍生黑肉白能
下石淋又能辟蠱將江南所產大者切片晒爲末常隨
身每以白湯調四錢已傳聞下蠱之家有此物便不敢
使其術矣
　米穀部第五
胡麻　味甘氣平無毒　有四種相似皆稱胡麻誤也八
稜者兩頭尖紫色黑及烏油麻俱非其巨勝有七稜其
色赤味澁淡乃貞一名巨勝一名狗蝨一名方莖又名

青藥是其苗也　主補傷中虛羸安五臟益氣力長肌肉填腦髓堅筋骨療金瘡止痛及傷寒温瘧大㞭後虛熱羸困消風毒瘖瘂久服明耳目作油微寒利大腸胞衣不落生者摩瘡腫塗生禿髮　製法　先以水淘浮者去之沉者摝出令乾以酒拌蒸從巳至亥晒乾干臼中杵去粗皮拌小豆相對同炒候豆熟去豆用之上仍有皮力任敖

粳米　味甘氣平無毒　入手太陰肺經　手少陰胞

主止煩渴洩益氣力平和五臟補益胃氣其功莫可及與雞豆實相合煮粥食之益精強志聰耳明目　陳倉

米味酸氣温無毒止煩渴下氣開胃消食止洩補五臟
益腸胃

粟米　味鹹微寒無毒　主去脾胃中熱益氣養腎氣陳
者味苦亦主治胃熱消渴利小便止痢能実胃

麦糵　味鹹丼氣温無毒　主消宿食停滞胸膈脹滿破
癥結冷氣補脾開胃消痰理霍乱寛腸下氣催生產落
胎兒亦行上焦滞血及腹中鳴者宜用又治產後秘結
膨脹不通大麥初熟人多炒而食之此丼有火能生熱
病人故不知大麥水浸之生芽為糵伐戊巳腐熟水谷
久服消腎不可多食慎之　製法凡使炒過杵去皮

薏苡仁　味甘氣微寒無毒　凡用顆小色青咬之黏齒者佳　主理脚氣而除風湿治痺弱筋急之拘挛寧肺氣療肺癰除筋骨邪氣仁利腸胃下氣消水腫令人能食益氣下三虫治肺痿吐濃血咳嗽涕唾上氣心胸甲錯凡人寒則筋急熱則筋縮用之能舒須倍他藥見効爲味淡性緩也

浮小麥　味甘鹹氣微寒無毒

主治大人小児骨蒸熱止盗汗　沉者味甘微寒無毒主除熱止燥渇咽乾利小便養肝氣止漏血唾血以作麪温清毅止痢以作麪温不能消熱止煩麪熱而麩凉

欬也　麥心之谷也心病宜食煎小麥湯飲之治暴淋

神麯　味甘氣温大暖絶陽無毒　陳久者良　孕婦忌入藥須炒過令香　六月六日六神品全者佳

主治宿食不化心膈氣滿痰逆霍乱赤白痢下消水穀破癥結去冷氣小兒腹堅大如盤落胎下鬼胎調中下氣開胃消食使胃氣有餘蕩胃中滯氣能進食與山查麥芽同治食積痰性温入胃養脾麯炗麪性凉俱入大腸消食積　紅麯主治血消食止赤白痢下水穀陳久良

鶯粟殼　味酸澁氣平無毒一云有毒　去筋膜蜜炒一名御米殼　主治久痢澁腸能收固氣東垣云入腎治

骨病尤佳及虛勞久嗽雖有刼病之功然暴嗽泄利者
戒慎又云令人虛勞嗽者多用止嗽及腎熱瀉痢者用
其止痢治病之功雖急殺人如劍深可慎欤余在都中
見一醫以此味治痢余止之患者弗信暗加後塞急而
暴卒誠哉不可用也故瑣言以叮嚀之　粟味甘平無
毒主治丹石發作不下食和竹瀝煮作粥食之極美鮮愈
麻仁　味甘平無毒　畏牡蠣白薇　惡茯苓　凡使去
殼用仁入土者損人不用入手陽明大腸　足太陽
膀胱經　主治中風汗出皮膚頑痹逐水利小便潤大
腸之風熱燥結便難又云潤肺利六腑之燥堅止消渴

補中益氣破積血後血脉催生及横生逆産下乳並産後餘疾長髮可為沐久服肥健不老

淡豉　味苦氣寒無毒　江西道地造者佳

主治傷寒頭痛寒熱瘴氣悪毒煩燥滿悶虚勞喘吸心中懊憹兩脚冷疼嘔吐虚煩勞食復時疾發汗及暴利後痛安胎取汁服殺六畜胎諸毒

赤小豆　味辛甘酸氣平無毒　孫貞人云合魚鮓食成消渴　主治脚氣大腹水腫下水排膿血寒熱熱中消渴止洩痢利小便吐逆卒澼下脹滿散毒久食令人虚

白藊豆　味甘氣微温無毒　俗呼羊眼豆

主治霍乱吐瀉清暑和中下氣補脾胃殺一切草木及酒毒并河豘魚毒　花治女子赤白帶下　葉治霍乱吐下不止擣爛敷蛇咬効

酒　味苦甘辛性大熱微有毒　孫貞人云空腹飲酒醉患嘔吐　主殺百邪惡毒氣通血脉厚腸胃禦風寒霧氣養脾扶肝壯膽行藥勢能行諸經而不止味辛辣者能散為尊引可以通行一身之表至極高之分苦者能下甘者緩中淡者利小便而下速也丹溪云酒湿中發熱近於相火性喜升大傷肺氣助火生痰變為諸病可不慎歟謹戒之歟

醋　味酸氣温無毒　米醋入藥糖醋不入藥陳久者良
一名苦酢　主消癰腫斂咽瘡散水氣殺邪毒治產後
及傷損金瘡血暈下氣除煩破癥瘕堅積婦人心痛血
氣多食損齒損筋骨治口瘡以醋漬黃柏含之愈即臙
飴糖　味甘氣温無毒　糯禾粟米造者佳　入足太陰
脾經　主補虛乏止渴消痰潤肺和脾胃去血魚骨硬
喉中及誤吞錢環脹之出中滿不宜嘔吐並忌餘太發
溼中之熱
菉豆　味甘寒無毒　主治丹毒煩熱風疹藥石發動熱
氣奔豚生研汁服亦煮食消腫下氣壓熱解石用之勿

去皮令人小壅當是肉平皮寒圓小緑者佳

蕎 味甘平氣寒無毒 忌與猪羊肉並食成癩風

實主助胃益氣力久食動風令人頭眩和猪肉食患熱風脫眉髮動諸病猶剉丹石能鍊五臟滓穢續精神作飰與丹石食之良其飰法可蒸使氣餾於烈日中暴令口開舂取仁作飰葉如茹食之下氣利耳目多食即微洩燒其穰作灰淋洗六畜瘡并驢馬躁蹄

醬 味鹹酸無毒 爲調和之主

主治冷痢除熱止煩滿殺百藥熱湯及火毒

黍米 味甘氣溫無毒 主益氣補中多食令人煩乃肺

之谷也肺病宜食之

梁米　味甘氣微寒無毒　有青粱白粱黄粱皆粟類也

主治胃痺熱中消渴止洩痢利小便補中益氣

大豆黄卷　味甘平無毒　即黄豆芽也

主治濕痺筋攣膝痛五臟胃氣結積益氣止毒去黑皯

潤澤皮膚　豆有黑白二種惟黑者入藥更佳

藥性會元卷中終

藥性會元卷之下目録

金部第六計十一味

金屑　銀屑　生銀　銮陀僧　鉄精
鉄粱　秤鎚　鉄粉華　古文銭　馬啣
銀膏

玉石部第七計六十一味

玉屑　冊砂　雲母　石鍾乳　石膏
滑石　朴硝　芒硝　玄明粉　消石
紫石英　赤石脂　雄黄　石硫黄　蠱砂
硇砂　硼砂　水銀　輕粉　白礬

砒霜 無名異 食塩 青塩 空青

曾青 禹餘粮 緑礬 磁石 凝水石

陽起石 孔公孽 珊瑚 石蟹 馬腦

天子藉田三推犂下土 伏龍肝 石灰

鐺墨 松册 胡粉 酸漿水 青礞石

井華水 菊花水 臘雪 漿水 半天河水

繅絲湯 花蕋石 梁上塵 潦水 甘爛水

氷水 代赭 石鷰 鹵鹹 膩粉

陳壁土 海石 自然銅

人部第八計十七味

人乳汁　亂髮　頭垢　人牙齒　耳塞
童便　人中白　婦人月水　天灵蓋　人血
胞衣　胞衣水　人中黄　男子陰毛　人精
妊婦爪甲　髭鬚

禽部第九計十七味

丹雄雞　鶖肪　鸕鷀　鴈肪　雄雀屎
蝙蝠　雉肉　孔雀屎　鴟頭　鸂鶒
鳩　烏鴉　練鵲　白鴿　慈烏
鶻鵰　鵜鶘

獸部第十計二十味

龍骨　龍齒　麝香　牛黄　阿膠
鹿茸　鹿角　鹿角霜　鹿角膠　犀角
羚羊角　虎脛骨　膃肭臍　象牙　牛乳
青羊膽　羊肉　牡狗腎　猪肉　麂

蟲部第十一計四十七味

蜂　蜜　露蜂房　黄蠟　白蠟
蜻蛉　螢火　石蚕　䗪虫　蜚蠊
蝸牛　攜雞　蠐螬　文蛤　蝟皮
蜘蛛　葛上亭長　芫青　地膽　鼃
白姜蚕　原蚕　全蝎　桑螵蛸　蟬蛻

斑毛　虻虫　水蛭　蜈蚣　蛤蚧
蝦蟆　蚯蚓　真珠　牡蠣　五靈脂
真珠牡　瑇瑁　海蛤　蛤蜊　蜆
蚌蛤　車螯　蚶　淡菜　鼠婦
田中螺　牡鼠
魚部第十二計二十一味
附蛇計九種
烏賊魚　蠡魚　鯸魚　鯽魚　鮑魚
鯉魚　鰻鱺魚　鮀甲魚　鮫魚　白魚
鱖魚　青魚　河豚魚　石首魚　鯔魚

藥性會元卷之下目録終

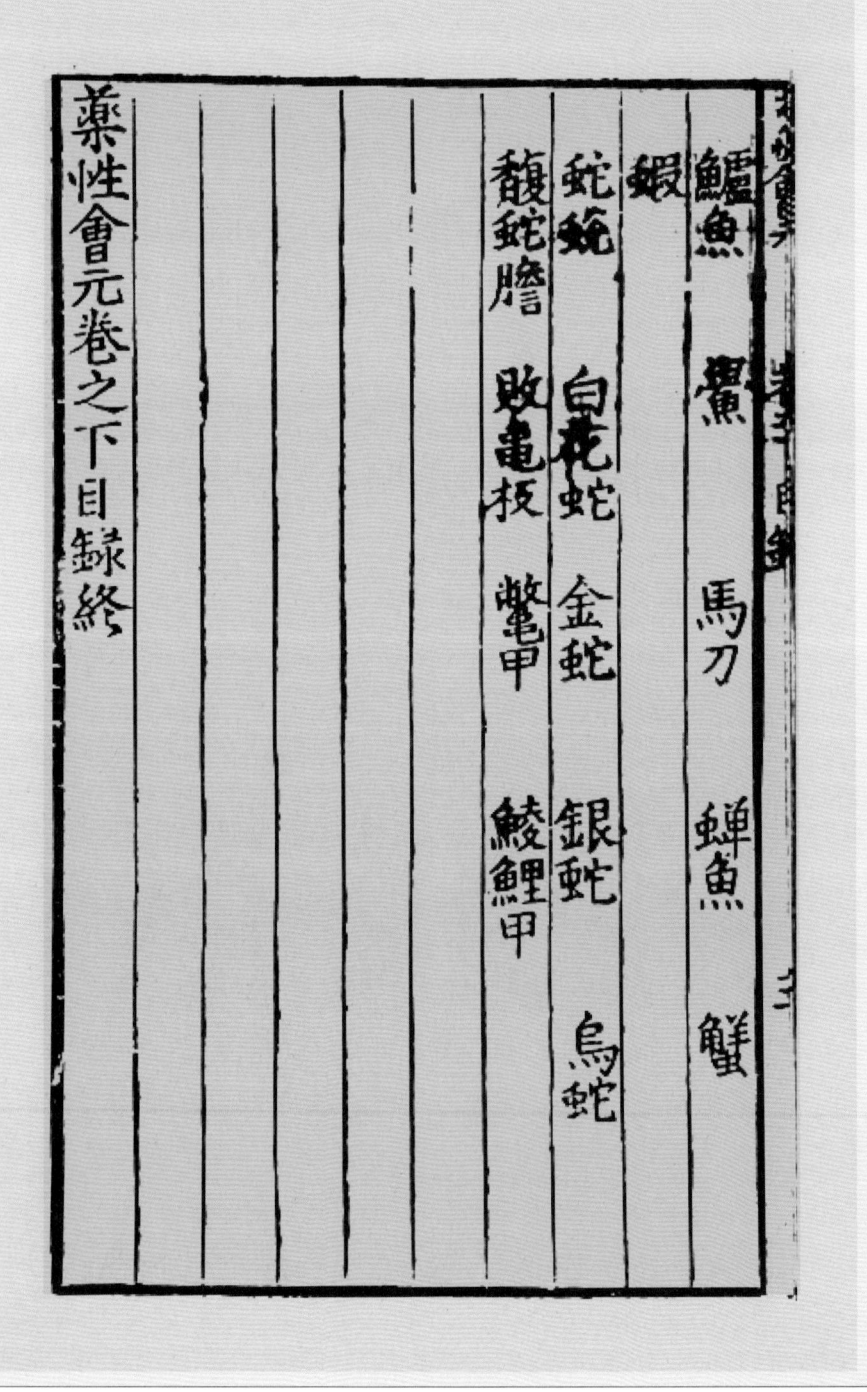

新鍥藥性會元卷下

錢塘　元賓甫　梅得春　編集
馬平　夷仲甫　陸可行　考訂
楚陵　可貞甫　王有恒　同校
周南　君采甫　王納諫　梓行
楚靖　後學　陳謨　謄次

金部第六

金石論云：觀夫金石之藥，舊本讚其功力，非云神仙，即云不老。不曰補腎，則曰興陽。嗟乎！斯道之謬也，以慓悍之劑而制氣血之軀，則其為禍匪細，況悖濟乎？故毋溪先

生恐人或用畧不載之盔既養成一帙少有不備非全
書矣顧其中亦有不可闕者是俚存之以俟審擇若不
明其禍端正謂隱惡揚善其誤人之責歸誰歟

金屑　味辛有毒
主鎮精神堅骨髓通利五臟除邪氣產益州採無時
金箔同　味辛平無毒　主鎮心神安魂魄定驚悸治
癲狂小兒傷風驚風癇風失志丸藥多用為衣

銀屑　味辛平有毒
主安五臟定心神止驚悸除邪生永昌採無時

生銀　寒無毒　一云有毒

主治熱狂驚悸蕤癇恍惚夜臥不安邪氣讝語鬼祟服之即定又能明目鎮心安神定志小兒諸熱丹毒並以水磨服功勝紫雪出饒州落平處州諸坑生銀鑛中形如硬錫文理麄錯自然者真

註解　凡金銀銅鐵器用在藥中時惟將各器安置於藥中借氣以生藥力而已勿誤入藥中用否則消人脂且要中毒餘倣此

密陀僧　味醎辛平有小毒即錬銀淡爐底也　又云味酸辛

主治久痢五痔金瘡面上瘢作膏藥用之

製法　搗令細於磁鍋中用厚紙盛椰䖃末焙之下東流水煮一伏時去椰袋取用

鐵精　微温

主明目化銅療驚悸定心氣小兒風癇陰𤺊脫肛出自鍛竈中紫色者佳

鐵漿　捿取諸鐵於器中以水浸之經久色青沫出即堪染皂解諸毒入腹服之亦鎮心治癲癇發熱急狂走六畜癲狂人為蛇犬虎狼毒刺惡虫等嚙服之使毒氣不入內

秤錘　味辛温無毒

主治賊風止產後血瘕腹痛及喉痺寒熱燒紅令赤透
投酒中乘熱飲之時俗呼為血瘕兒枕產後疼痛不止
難忍又產後金瘡血暈並諸病暈眩者用鐵秤錘燒紅
以米醋焠沃之使觸氣於鼻中愈

鐵華粉　味鹹平無毒

主安心神堅骨髓強志力除風邪養血氣磨腹中硬塊
延年去百病隨冷熱合和諸藥用棗膏為丸

取華法　將鋼鍛作葉片如笏剉令光淨以塩水洒之
投於醋甕中陰處埋之百日鋼上衣生即華成也刮取
研乳極細篩去不成粉粗頭將細者再乳如麪入丸散

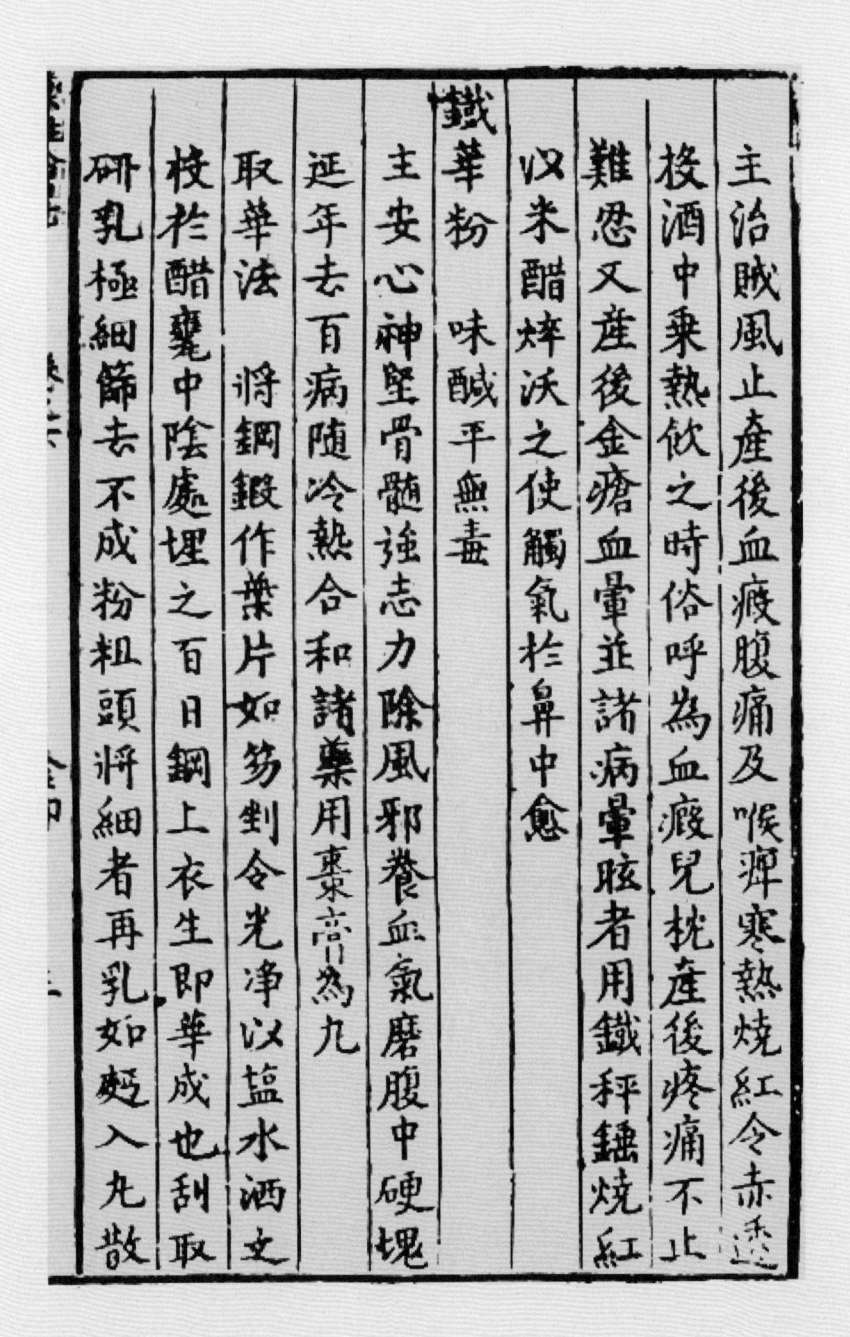

功過於鐵粉也

古文錢　味平

主去翳障明目療風赤眼以塩滷浸用治婦人横產心

腹痛及月隔五淋燒以醋淬用

錫銅鏡鼻主女子血閉癥瘕伏腸絶孕及伏尸邪氣主

陽山谷

馬啣　味平無毒

主治小兒驚癇妊婦難產臨產時手持之即生服汁一

盞此爲轡嚼口鐵也本經馬條註中以畧言之

銀膏　味辛大寒

主治熱風心虛驚癇恍惚狂走膈上熱頭面熱風衝心
上下安心神定志明目利水道治失心風健忘其法以
白錫和銀箔水銀合成亦補牙齒缺落合煉凝硬如銀
務要得法
以上金部之藥時人方中罕用但舊本曾備難以闕之
僅採其尤者數品纂入以備考擇庶為全書云

玉石部第七

玉屑　味甘氣平無毒　惡鹿角
主除胃中熱喘息煩滿止渴　唐楊貴妃含玉嚥生津
以解肺渴

丹砂　味甘氣微寒無毒煉服則有毒　惡磁石　畏鹹水　解曰砂有百等不可一槩論之有妙硫砂如拳許大或重一鎰有十四面面如鏡若遇陰沉天雨其鏡面上即有紅漿汁出有梅栢砂如暈子許夜有光生照見一室有白庭砂如帝珠子許面上有小星現有神座砂又有金座砂玉座砂不經丹竈服之而延年益壽次有白金砂澄水砂陰成砂辰錦砂芙蓉砂鏡面砂箭鏃砂曹末砂土砂金星砂平面砂神末砂豆瓣砂已上不能備述出自辰州一名辰砂其色丹又名硃砂此總名也

大塊光明者研細水飛用

主治心煩熱渴養精神安魂魄益氣明目納浮溜之火而鎮安心神通血脉殺精邪鬼魅瘵癨癇疥瘻久服通神小兒初生細研蜜調少許塗口中吮之良又痘瘡將出蜜調服之解痘毒出稀少有驗又云能袪邪而逼鬼祟定魂魄而制癲狂

製法　凡修事硃砂先於一靜室內焚香齋沐然後取砂伍兩以香水浴拭乾即碎擣之後向一鉢中研三伏時竟將砂放瓷鍋中用甘草紫背天葵一鎰五方草自然汁一鎰以東流水量加煮亦三伏時令水盡閼識時候滿去其三味再入青芝草山鬚艸兩半盖之下十斤

火煅從巳至子時方歇候冷再研似粉如要服則如煉
蜜丸如細麻子大空心服一丸如入藥用亦照此法煅
之凡煅自然住火

雲母　味甘氣平無毒　澤瀉為使　畏鮀甲及東流水

一名雲珠色多赤一名雲華五色一名雲英色多青一
名雲液色多白一名雲砂色青黄一名磷石色正白生
太山齊廬山琅琊山谷此定山石門二月採
主治身皮死肌中風寒热如在舟船上除邪氣安五臟
益精明目下氣堅肌補中續絶療五劳七傷虛損少氣
止痢

製法　其色黃黑厚而稍赤色者及經婦人手把過併不中用須取光潤如冰者為上　凡修事每乙斤先用小地膽草紫背天葵生甘草地黃汁各一鎰乾者細剉濕者取汁俱放於磁鍋中下天池水三鎰柴火煮七日夜水火勿令失度其雲母自然成碧玉色將在鍋底者却猛挼天池水煮以竹攪之浮起如蝸涎者去去如此三次淘淨先預備沉香末一兩以天池水煮沉香湯三升分為三分再淘雲母漿澄滓去清水澄底雲母日晒乾聽用

石鍾乳　味甘氣温無毒　蛇床為使　惡牡丹皮玄精

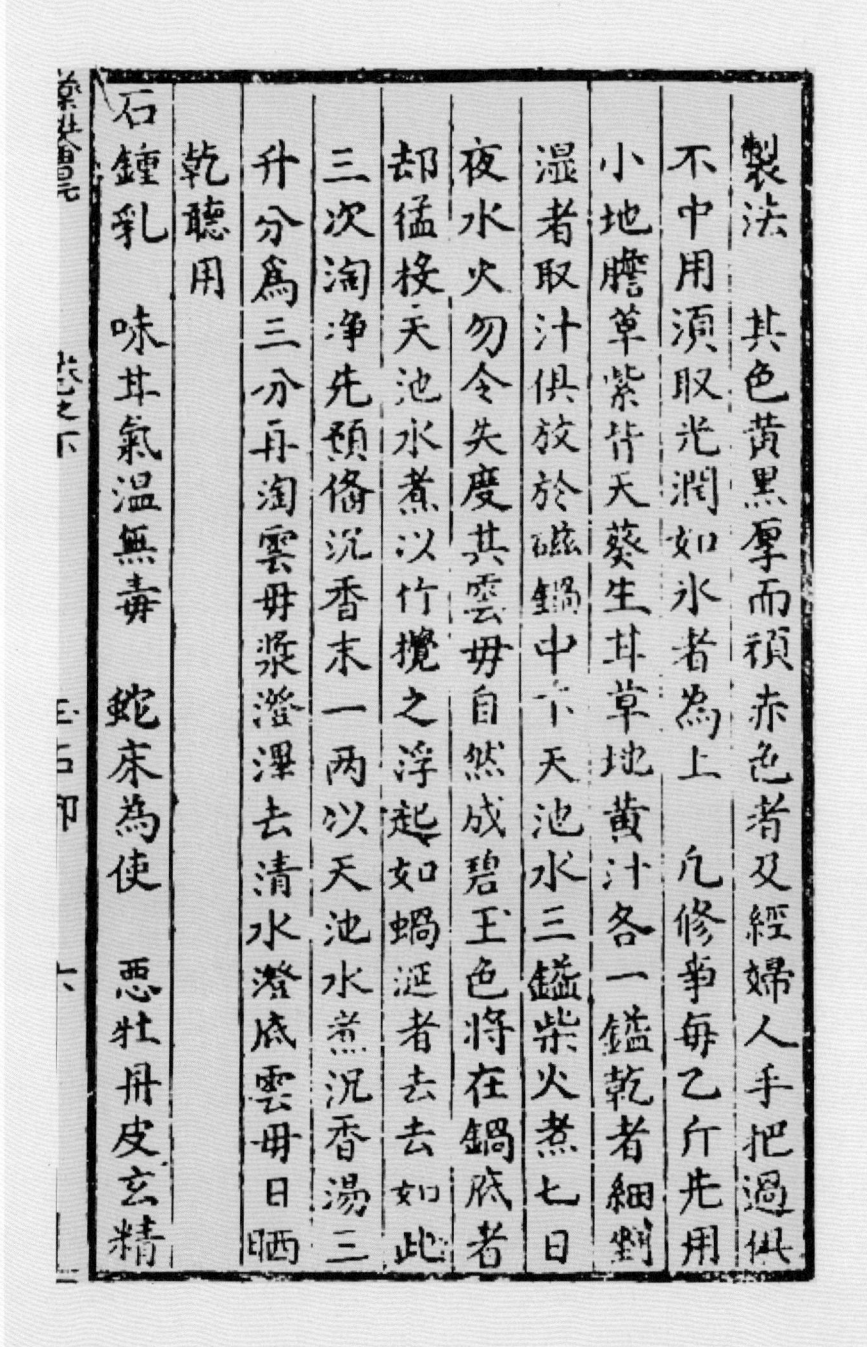

石牡蒙　畏紫石英蘘艸

主治欬逆上氣明目益精安五臟通百節利九竅下乳汁益氣補虚損療脚弱疼冷下焦傷竭強陰久服好顏色令人有子不𡛟服之令人淋一名蘆石一名公乳一名夏石生少石山及泰山採無時此慓悍之藥慎戒勿服服之則多發渴淋為禍不淺淺也

製法　其頭麄孚并尾大者為孔公石不是色黑及驚大火驚過并久在地上收者曾經藥物制過者俱不堪用須要鮮明薄而有光潤者似鵝翎管子為上有長五六寸者凡修事以五香水煮過一伏時然後漉出再

甘松紫背天葵汁自煑一伏時每捌兩用沉香零香藿香甘松白茅各壹兩以水煎煑過一度了第三度方用甘草等三味各貳兩再煑了漉出拭乾緩火焙杵碎令少壯人兩三個不住手研三日夜勿歇用水飛過澄了以絹籠之日晒乾又入鉢乳二三萬遍極細用磁器收貯聽用

石膏　味辛甘大寒沉而降陰中之陽無毒　入手太陰肺經　手少陽三焦經　足陽明胃經　雞子為使

惡巴豆鐵蓐草

主治中風寒熱心下逆氣驚喘口乾舌焦不能息腹中

堅痛産乳金瘡中熱蒸熱惡熱燥熱日晡潮熱傷寒時氣肌肉壯熱頭痛如裂大渴引飲清金制火潤肺除三焦火熱瀉胃火消中化斑止上下牙痛以辛也故能解肌出汗上行至頭以甘也故能緩脾益氣止渴生津胃虛寒之人不可服若措齒能堅益齒治滿口破瘡及爛齒痛出血研細水飛麸蒸以甘草氷片收之傅含甚妙研末醋丸治食積痰火瀉胃火藥性云制火邪清肺氣仲景有白虎之名除胃熱奪其食易老云大寒之劑墜頭疼解肌而止消渴蒸汗解煩熱風熱　凡用細理白澤者佳黄色者令人淋勿用方解石此石雖白不透明

止有體重其性燥其質堅及寒而已求其所謂石膏而可為三經之主者安在哉醫欲責効不亦難乎又云軟石膏研末醋丸以瀉胃火痰火食積殊驗生錢塘如棋子白澈最佳彭城亦好又一種玉火石醫人常用之云味甘微辛溫治傷寒發汗止頭痛目昏眩與石膏等故附之煅傳諸瘡生肌止痛

製法　用石臼中搗成粉以絹羅過用生甘艸水飛過澄晒乾重加研細聽用

滑石　味甘氣寒沉而降陰也無毒　石葦為使　惡曾青　入足陽明胃經

主治身熱洩澼女子乳癰癧閉利小便通九竅泄上氣蕩胃中積聚寒熱益精氣燥湿實六腑化食毒行積滯逐凝血解煩渴補脾胃降心火之要藥也且分水道

凡使白如凝者軟滑者佳其青黄鳥黑色及白觧石綠滑石冷滑石皆不入藥其中青黑色於石上者殺人若色如氷白清畫石上有白膩文者真

製法　先以刀刮研如粉以牡丹皮同煮一伏時去丹皮再用東流水煎甘草湯淘過晒乾聽用如無甘草水淘過不可用

朴硝　味苦辛鹹氣寒沉而降陰也無毒　畏麥句薑

soft採得即煎成者是也青白色者佳黄者傷人赤者殺
人一名硝石朴生益州山谷有鹹水之陽採無時
主治百病寒熱邪氣逐六腑積聚結固留癖留血停痰
痞滿大小便不通推陳致新天行熱疾消腫毒排膿軟
堅能化七十二種石鍊餌服之輕身又云煎作芒硝功
卻緩
芒硝　味辛鹹苦性大寒沉而降陰也無毒　使惡同前
水煎朴硝傾木盆中結芒有廉稜者是也形似麥芒故
曰芒硝
主治五臟積熱胃閉除邪氣辛能潤燥鹹能軟堅破畱

血除痰實利大小便通月水破五淋推陳致新下瘰癧
黃疸墮胎治漆瘡以汁傳之
製法 先以水飛過用綿紙五六重盛吊滴淋於鐺中
晒乾研粉聽用
玄明粉 味辛甘氣寒又云以火煅成性温陰中有陽無
毒
主治心熱煩燥咽喉腫痛并五臟宿滯破癥結滌腸胃
間宿垢軟積開痰明目退膈上熱大除胃熱消腫毒虛
而無實熱者不可用久服令人精滑 丹溪云硝是太
陰之精華水之子也以火煅而成粉性濇而不能輕服

製法　用朴硝不拘多少同萊菔根切片東流水煮忽
令水火失度煎一晝夜煮化揀去萊菔根將水潑於新
磚上待其水滲乾後出粉日毋以鵞翎掃收於磁器中
聽用
又法用皮硝一百斤將水二十碗煮化水少再添以化
盡為度綿布濾去沙土以硝汁和蕎麥麪二斗揉成餅
安鋪蒸籠內鍋中或切萊菔或切冬瓜加河水微火蒸
上氣再加大火蒸以乾為度取去冬瓜蘿蔔不用只用
水將缸盛露一宿提起牙子焙乾為末入罐封固先文
後武火煅五炷香取升清者入眼科用其濁者每斤加

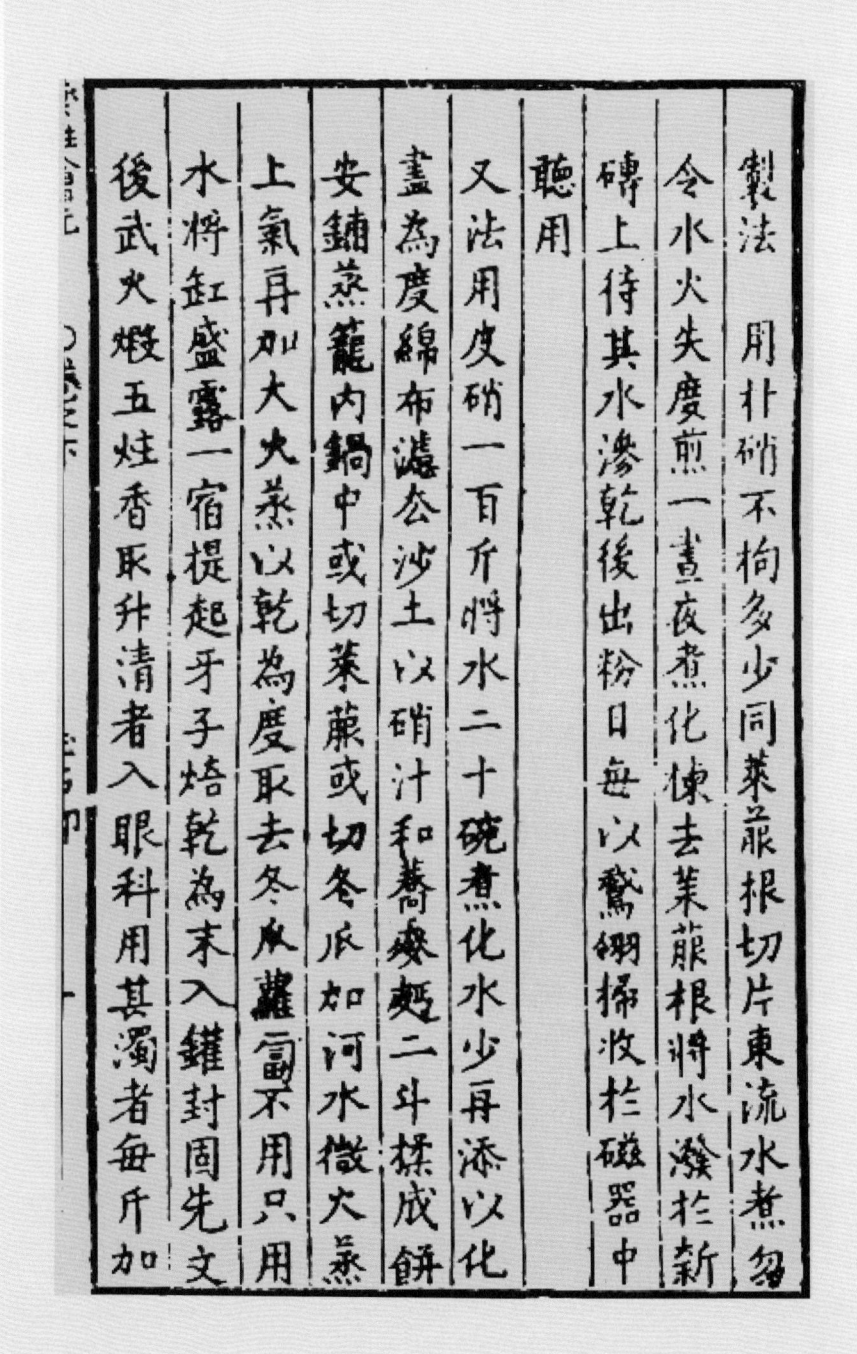

粉艸一兩共研為末任治諸疾

硝石　味苦辛大寒無毒　惡苦參苦菜　畏女苑

火為之使

主治五臟積熱胃脹閉滌去蓄結飲食推陳致新除邪

氣療腹中大熱十二經脉中百二十種疾暴傷寒止煩

滿消渴利小便及瘻蝕瘡鍊之如膏乃天地至神之物

能化十二種石又名芒硝出隴西武都西羌

製法　研如粉將磁瓶用塩泥固濟陰乾安於五斤火

中煅令通赤投硝石於瓶内待硝化伏火一夜次日打

碎瓶子取出研為細末每四兩加鷄腸菜柏子仁等分

為末和如薩蒂珠子大十五枚以丸盡為度候乾研末
聽用
紫石英　味甘辛氣温無毒　長石為使　畏扁青附子
不欲黄連麦句薑　入手少陰心經　足厥陰肝經藥
主治心腹欬逆邪氣補不足女人風寒在子宮十年無
子寒熱邪氣結氣補心氣虚定驚悸安魂魄填下焦止
消渴又散癰腫醋焠調數一云止崩又曰胎宫乏孕有
再弄璋之慶　明澈如水晶紫色達頭如樗蒲者得茯
苓人參芍藥共療心中結氣得菖蒲天雄共療霍亂白
石英味同治咳嗽吐膿風濕痺安魂彊陰道

赤石脂　味甘酸，氣温，陰中之陽，無毒。惡松脂、大黄。

畏芫花

主治腹痛洩澼，下痢赤白，小便不利，女人崩中漏下，産難胞不下，吐衄血，遺精淋瀝，明目，養心氣，益精，定驚悸，固腸胃，及療癰疽瘡痔，治腿脚濕腫，没皮連片等瘡，煅傅生肌合口。按五色石脂各入五臟，補益澁可以去脱，爲收斂之劑，胞衣澁滯用之立下，正謂赤入丙，白入辛也。

雄黄　味苦甘辛，氣温，有毒。

主治寒熱鼠瘻，惡瘡疽痔，死肌疥癬，䘌瘡，鼻中息肉及絶筋破骨百節中大風中惡蠱毒腹痛癲癇嵐瘴殺精物惡鬼邪氣百蟲毒勝五兵殺諸蛇虺毒觧藜芦鍊服食久輕身可致神仙佩之鬼神不能近入山林虎狼伏涉川澤毒物不敢傷妊婦佩之轉女成男　出武都山赤如雞冠明　而不臭者佳可入丸末藥亦可療瘡

又有黑雞黃自死黃夾臟黃其形似雄黃多臭不堪入藥時人以醋洗之三兩次便無臭氣勿誤用也内夾臟黃乃一重石夾一重黃不堪用

製法　凡修事先以甘草紫背天葵地膽草碧稜花細判各五兩雄黃三兩下東流水煑三伏時漉搯如粉水

飛澄去黑者其内亦有如鉄石于中又有號赴矢黃並
不入藥揀去冊乳極任用
石硫黃　味酸甘性大熱有毒　舶上來者黃色瑩淨良
主治婦人陰蝕疽痔惡瘡及下部䘌虫疥虫止血更堅
筋骨療頭禿及心腹痃癖冷氣欬逆上氣脚冷疼弱壯
陽道治下元虛冷元氣将絶久患寒疾脾胃虛弱垂命
欲尽服之皆効中病便已不可過拖至陽之精能化金
銀銅鉄芋物生東海山谷乃礬石液也且療老人風秘
製法　每四匁以龍尾蒿自然汁一鎰東流水三鎰紫
背天葵汁一鎰粟遂子莖汁四件令攪匀沙鍋宁用六

乙泥固濟底下将硫黄打碎入鍋以前藥汁漸漸添入
煮乾為度再以百部末拾兩柳虫末二斤一簇立二斤
細剉之用東流水與藥等再煮二伏時取出再用熟甘
艸湯洗過入鉢内乳二三萬轉極細無声方用

靈砂　味甘性温無毒　一名二氣砂　惡磁石　畏鹽
水　主治五臟百病養精神安魂魄益氣明目鎮心通
血脉定怔忡消煩滿殺惡鬼精魅久服通神明可至神
仙令人心靈

鍊法　以水銀一兩硫黄六銖細研先炒作青砂頭後
入水大既濟炉柚之如束針紋者成就也

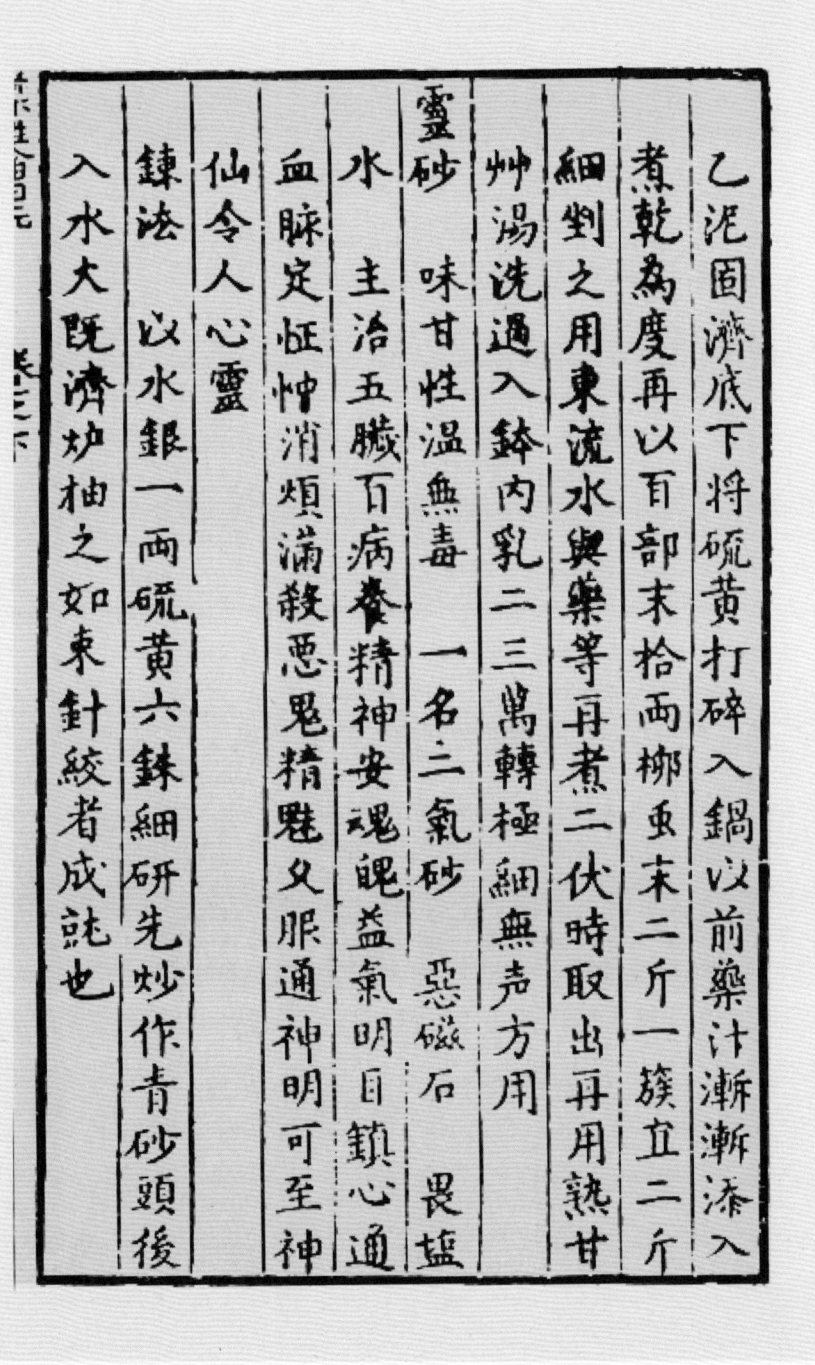

硇砂　味醎苦辛酸，性大熱，有大毒。畏漿水，忌羊肉。

主消積聚、痃癖、痰飲、氣塊，破結血，爛胎，止痛下氣，療宿冷，去惡肉，生好肌，磨目翳。不宜多用，腐壞人腸胃。柔金銀，可為銲藥，驢馬藥亦用。出西戎，形如牙硝，光淨者良。

製法　用水飛澄去土石，入甆器中，重湯煮，不宜生用。

硼砂　味苦辛，氣平，無毒。一名蓬砂，又名鵬砂。

主治咽喉痛痺，消痰止嗽，破癥結，清上焦，口瘡含化嚥津，緩以取効，舌之上下起砲腫脹，破成頑瘡，不能斂口，飲食難下，用一米許，內患處効。可合金銀銲藥。

水銀　味辛氣寒滑重有毒　出自丹砂中　一名汞
畏磁石　主治癬疥痂瘍白禿殺虱墮胎除熱以傅男
子陰陰消無氣殺金銀銅錫毒鎔化還復為丹得鉛則
凝得硫黄則結併棗肉研之則散得紫河車則伏

輕粉　味辛氣寒無毒　飛鍊水銀為之　一云有毒
忌一切血　畏磁石石黄　一名水銀粉
主治大風癲疾瘰癧殺瘡疥癬虫生肌合口及鼻上酒
皶風瘡燥痒通大腸傳小兒疳瘡

製水銀法　凡使勿用馬齒莧及諸草中取者并朱漆
中及經別藥製過者屍棺中殮過者並半生半死者須

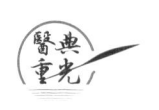

要硃砂中產出水銀微紅色收得以葫芦貯之先以紫
背天葵夜交藤二味搗自然汁煮一伏時其毒自退每
拾両前二味汁各七鎰和合煮足為度煉粉另有製法

白礬　味酸氣寒無毒　甘草為使　悪牡蠣　畏麻黄
白透光明者佳　一名羽澤生河西山谷及隴西武都
石門採無時

主治寒熱瀉痢白帶陰蝕諸悪瘡發背癰疽瘰瀝疥癬
目痛堅骨齒衛公鼻中息肉除風消風壅風涎及心肺
煩熱喉痹急痛止渴並諸瘡癬痒燥岐伯云久服傷人
骨能使鐵為銅

製法　取光明如水晶酸鹹澁味全者研如粉置容三升許磁瓶一具以六一泥固濟安火畔炙乾入砮末大半瓶以文火燒炙加五方草紫背天葵擣自然汁各一鎰徐徐添入待汁乾以泥封口用武火一百斤煅從巳至未方去火取出瓶待冷敲碎其色如銀再研細如粉

任用

砒霜　味苦酸氣温有毒　畏巴豆冷水醋水銀　出信州官井鑿取者須要其色黄赤明徹不雜爲佳

主治諸瘧及風痰在胸膈可作吐藥又能消肉積不可輕用大能傷人時人以為毒藥乃飛鍊砒黄而成煉別

有法　製法　凡使用小瓶一箇盛砒後入紫背天葵石龍芮二味以火從巳至申更用凡草水浸自申至子拭入器於火中乾研二三萬下用之

無名異　味甘平　出大食國生石上狀如黑石炭蕃人以油鍊如鷖石嚼之如錫無毒

主治金瘡折傷内損止痛生肌肉

食塩　味鹹無毒　多食傷肺喜欬成哮㗋過用　入足少陰腎經　主殺鬼蠱邪疰毒氣下部䘌瘡傷寒寒熱吐胸中痰癖止心腹卒痛堅肌骨治小便淋瀝不通用塩泥作餅安胎中艾蒸或炒塩熨臍及小腹効

青塩　味鹹氣寒無毒　出西羌者佳
主治頭疼牙痛固齒烏鬚明目補下元益氣堅肌骨去
煩熱痰滿齒舌出血療腹痛滋腎水
空青　味甘酸鹹無毒　生益州及越巂山谷有銅處銅
精熏則生空青其中空而有汁能療瞽三月中旬採無
時　主治青盲耳聾明目利九竅通血脉養精神益肝
氣療目赤痛去膚翳止淚出利水道下乳汁通關節破
堅積能化銅為鉄
曾青　味酸微寒無毒　畏菟絲子
主治目痛止淚出風痺利關節九竅破癥堅積聚養肝

臕除寒熱殺百虫療頭風腦中寒止煩渴補不足盛陰
氣能化金銅　製法　誤使夾石及銅青每壹兩用
紫背天葵甘艸青芝艸乾濕各壹鎰並細挫放沙鍋內
加東流水煮五昼夜勿令水火失度取出再以東流水
淘過研如粉用

禹餘粮　味甘寒氣平無毒一名白餘粮生東海池澤及
島中　主治咳逆寒熱煩滿血閉癥瘕大熱療小腹痛
結煩疼鍊餌服之且療崩漏

緑礬　性涼無毒　主療喉痺虫牙口瘡及惡瘡疥癬釀
鯽魚烧灰和服療風瀉血

磁石　味辛鹹氣寒無毒　一名玄石生有鐵處　柴胡
爲使　悪牡丹莽草　殺鐵毒
主治周痺風湿肢節中痛不可持物洗　酸除大熱煩
滿耳聾能養腎臟益精强骨通関節消癰腫鼠瘻頸核
痛小兒驚癇錬水飲之亦令人有子
製法　凡使勿誤用玄中石中麻石二物相似誤服令
人生悪瘡不可療欲驗真者一斤重磁石能吸一斤鐵
者名延年沙四面只吸得半斤鐵者名續采石四面只
吸淂五两以来鐵者曰磁石每一斤用五花皮一鎰地
榆一鎰故綿一十两三件並剉細石下搥碎作二三十

堝將四味用故沙鍋中加東流水煮三日夜勿令水火失度拭乾布裹向大石上再搥令細入石研中研極細再入鉢乳無声方用

凝水石　味辛甘氣大寒無毒一名寒水石　觧巴豆毒畏地榆　主治身熱腹中積聚邪氣皮中如火燒煩滿水飲之除時氣熱盛五臟伏熱胃中熱止渴利水腫小腹痺久服不飢色如雲母可拆者良盐之精也

製法　每十兩用姜汁一鎰煮汁尽為度研如粉用

陽起石　味鹹微温無毒　一名羊起石即雲母根也

主治崩中漏下破子臟中血癥瘕結氣寒熱腹痛嗳子

宫以壯元陽令人有子療陰痿不起補不足及男子莖
頭寒陰下濕痒去臭汗消水腫久服不飢
孔公孽　味辛氣溫無毒　一名通石殷孽根也青黄色
木蘭為使　畏細辛　桑螵蛸為使　惡澤瀉菌桂雷
丸蛇蜕　畏兎絲子
主治傷食不化邪結氣惡瘡疽瘻痔利九竅下乳汁男
子陰蝕及傷食病常欲眠困
珊瑚　味甘氣平無毒　紅潤如玉者佳
主治宿血去目中翳鼻衄為末吹鼻中又鎮心止驚
石蟹　味鹹氣寒無毒云是尋常蟹年月深久水沫相著

因化成石每遇海潮即飄出又一般入洞穴年久亦然

主治青盲目淫膚翳及漆瘡生海南　又云浮石平無毒止渴治淋殺野獸毒其石與皆研極細水飛過入諸藥佐用點眼良　又云解一切毒蠱毒催生落胎療血暈消瘡治天行熱疾並用熱水磨服

馬腦　味辛氣寒無毒

主辟惡熨目赤爛紅色似馬之腦亦美石之類重寶也生西國玉石間中國皆以為器

天子藉田三推犂下土無毒

主治驚悸癲邪安神定魄強志入官不懼利見大人宜

婚市主者所封五色土亦其次焉已前主者宜水服延

伏龍肝　味辛氣溫無毒

主治婦人崩中血血止欬逆血消癰腫毒日華子云性

熱微毒治鼻紅腸風帶下血崩泄精尿血催生下胞及

小兒夜啼　製法　凡使勿誤用灶下土是十多年灶

額內火氣積結赤色如石中黄形八稜取出細研用滑

石水飛過兩遍乾用絹包子時分安于原額中一伏時

再乳無聲方用

石灰　味辛溫　陳久年深者佳

主治疽瘍疥瘙熱氣惡瘡死肌墮眉殺痔漏虫去

黑子息肉瘀髓骨疽收金瘡口

製法　用米醋浸一宿漉出待乾下火煆令腥穢氣耗出尾瓶盛貯密盖放冷拭去灰塵令净研乳極細用

鐺墨　即鍋煤墨

主治蠱毒中惡血以酒或水調細研溫溫服之又塗金瘡生肌止血毒瘡在面慎勿塗之黑入肉如印難脫

松冊　味辛氣微寒有毒　即黄冊乃鉛化而成也

主治吐逆反胃驚癇癲疾除熱下氣止小便去毒熱金瘡溢血袪痃化積熬膏藥生肌止痛經云收歛神氣以鎮驚也

胡粉　味辛氣寒無毒　一名錫粉　又云即金花鈆所
作又查非鉛粉也
主治伏尸毒螫殺三虫去鼈瘕療惡瘡墮胎利小便
漿水　味甘酸氣微溫無毒　粟米新熟白荅者煎令如
醋者佳　不可同李食
主治霍亂洩痢調中開胃化滯物解煩渴開胸引氣消
宿食醒睡調和腑臟宣和強力白人膚體如緡帛因其
常用故人不齒其功水漿至冷婦人懷姙忌之
青礞石　主治食積不消留滯在臟腑宿食癥塊久不瘥
及小兒食積羸瘦婦人積年食癥攻刺心腹　得硇砂

巴豆大黄三稜等味良可作丸散不入湯藥

製法　凡使打碎於新瓦上同鹻硝拌之炭火煉成金色取出火細研如粉水飛為丸藥之衣

井華水　味甘平無毒　此水井中平旦第一汲者是

主治人九竅因大驚出血㗋面即止亦治口臭正朝含之吐弃厠下數度即解和硃砂又堪煉諸藥石投酒醋令不腐臭洗目去翳及痳酒後熱痢與諸水異其功極廣云

菊花水　味甘性溫無毒　出南陽府酈縣北潭水也其源悉方菊生彼崖泉為菊水味盛洪之

主除風補衰久服不老令人悅顏色肥健益陽道溫中
去痼疾　荆州記云本尉胡廣久患瘋羸常汲飲之後
疾瘳此菊甘美廣收其菊實播之京司處處傳植彼之
居民皆不穿井食之無不壽考故司空王暢太尉劉完
太傅袁隗皆為南陽郡守使縣月餽甘谷水四十斛以
供飲食此諸公多患風痺及眩悉愈

臘雪　味甘性寒無毒十二月取之
主治天行時氣瘟疫小兒熱癇狂啼大人丹石發動酒
後暴熱黃疸仍少溫服能解一切毒消煩止渴之聖藥
也又堪藏淹一切果實不壞其春氷雪有虫不可收之

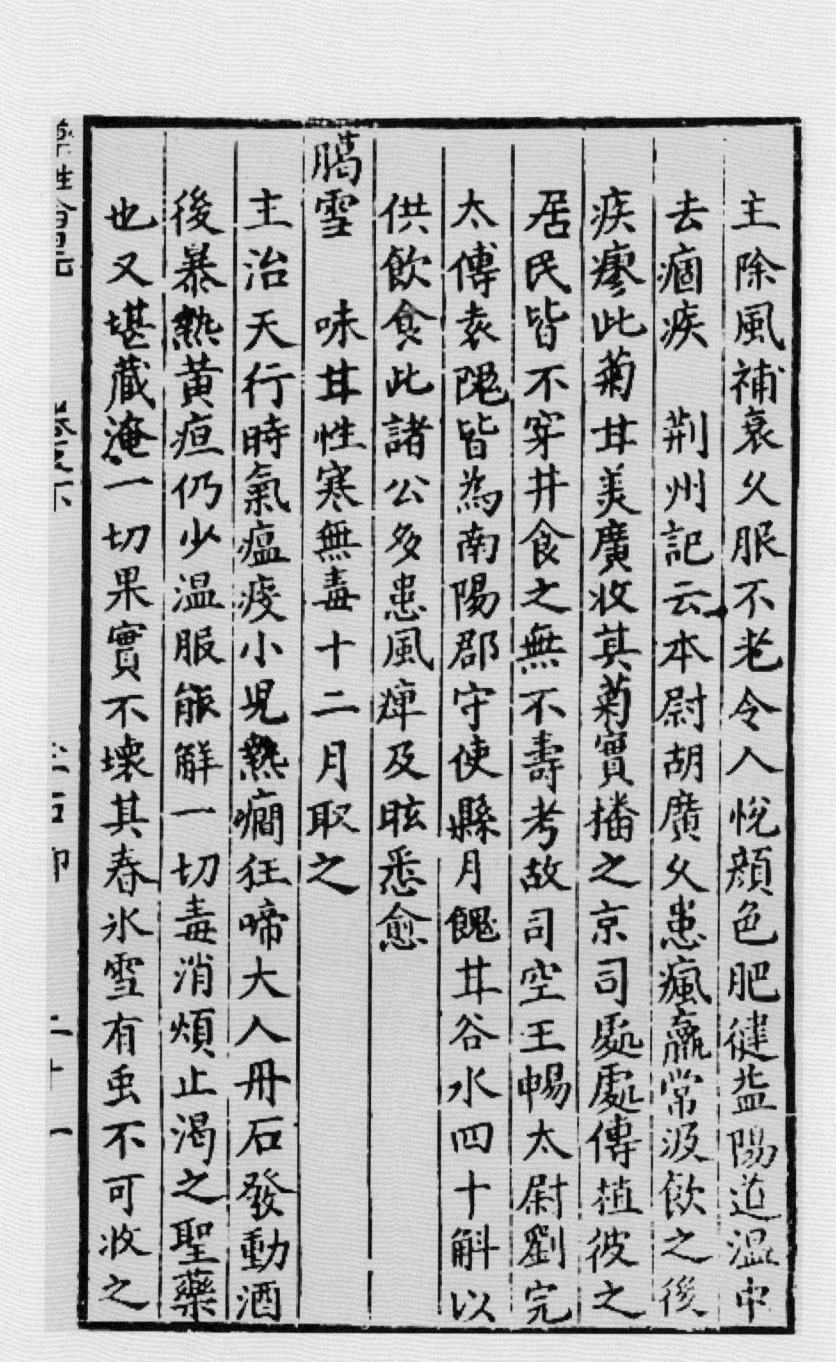

漿水 味甘平無毒 能解合口椒毒

主治消渴及胃熱痢熱淋小便赤洗瘰瘡散癰腫久脹調中下氣利小便又百一方云凡患心腹冷病者男患令女人將一杯與飲女患令男人將一杯與飲又解魚肉骨鯁取一杯合口向水張口吸一口水氣其鯁自下若人忽被墜損腸出以冷水噴之令打禁腸自入也又臈日夜持椒井傍勿與人言放椒井中服此泉辟瘟氣博物志云治病皆取新汲清泉不用停汚濁煖非惟無効抑且損人

半天河 微寒 此竹籬頭水也

主治鬼疰狂邪氣毒惡并洗諸瘡又云空樹中水亦是

繅絲湯 味甘氣平無毒

主治消渴口乾丹溪云屬火有陰之用能瀉膀胱中相火以引清氣上朝於口如無此湯以繭殼絲綿煮飲又能殺蟲治蛔蟲熱服一盞効熱湯救忤死人先以衣布三四重鋪忤死人腹上將銅器或瓦器盛熱湯安於衣布上熨之冷則又換熱湯即得甦醒又治霍亂手足轉筋亦如前法熨之即止或用醋煮湯更良

花蘂石 味甘氣平無毒

主治金瘡止血療産婦血昏暈惡血其形大小方圓無

定其色黄用大火燒過刮末敷金瘡即止血合口不作膿潰

梁上塵　味苦平氣微寒無毒

主治腹内痛噎中悪鼻衄小兒軟瘡

凡使須用城樓佛殿無煙去處者拂下篩用

潦水　即雨潭水也

主治傷寒發黄煎用取其味薄不助濕也

甘爛水　其法取水一盆以杓揚之水上起珠泡千萬顆者方用治傷寒臍上悸欲作奔豚以此水煎藥不助腎氣以泄奔豚

氷水　味鹹氣寒無毒　先以水洗去鹹味乃可食之
主治傷寒熱極發渴消暑熱毒
代赭　味苦甘氣寒無毒　出代州其色赤紅如鷄冠畏
附子天雄　其澤染衣不渝
主治鬼疰賊風蠱毒殺精物惡鬼腹中毒邪氣女子赤
沃漏下帶下百病産難胞衣不落鎮肝墜胎除五臟血
脉中熱血痺瘀血大人小兒驚氣入腹及陰痿不起
製法　凡使用臈水飛過水面上有赤色如薄雲者去
之然後以細茶脚湯煮之一伏時取研一萬匝再用淨
鐵鍋一口火燒熱底即下白臘一兩於鍋底候熔投新

汲水衝之入赭同煮千沸放冷取出用

石鷰　以水煮汁飲之治淋有効療消渴婦人産難兩手各把一枚立下出零陵

鹵鹹　味苦鹹氣寒無毒一名鹹又曰石鹹生河東鹽池

主治大熱消渴狂煩除邪及下蠱毒去五臟腸胃留熱散熱消痰磨積澀洗滌垢膩並結氣心下堅食止嘔明目止目痛

蕈人虛實用之過服則損損人

膩粉　味甘平無毒　主抑肺氣斂肛門

陳壁土　主治下部瘡及小兒臍風又除油污衣勝石灰

滑石單用性平治洩痢冷熱赤白熱毒向東者良

海石　味鹹無毒

主治老痰須與半夏同用治鬱痰與香附同用治疝痛

姜汁傳送

自然銅　味辛平無毒又名石髓鉛名雖曰銅實乃石也

形方而大小不等

主療折傷散血止痛破積聚生邑州山岩出銅處於坑

中及石間採得方圓不定其色不從礦鍊故號自然銅

也又云排膿消瘀血續筋骨又治產後血邪安心定驚

以酒磨服　世人以為接骨之藥此方儘多大抵在補

氣血補胃俗工惟務速効以罔利迎合病人之意殊不

知此藥非煆過决不可用雖煆過而用之速則金火毒未出相煽爲禍不旋腫也

製法　先用甘艸湯煮一伏時令乾入臼擣細篩過每五兩用醋二斤浸一宿另造一細泥盒子可盛二升許用文武火養三日夜去泥土用大煆兩伏時研如粉丸使勿用方金牙真相似若誤耳吐殺人

〇人部第八

人乳汁　味甘氣平無毒

主補五臟令人肥白悅澤點眼止淚明目療赤痛婦女月水不通飲三合即通

亂髮　味辛微温無毒一名血餘
主治咳逆五淋利大小便小兒驚癇若止吐血鼻衄縊
焼存性吹鼻内効鼻血成流欲死者水調方寸匕服立
効以其補陰之功大而捷也入膏藥散諸腫毒
頭垢　性温無毒
主温中通淋閉止噎用酸漿水煎膏服之立愈梳齒上
垢能消吹乳乳癰
人牙齒　平
主除劳治癧蟲氣能托長痘瘡及隠於皮膚而不出欲
死者並焼存性調服効　齒垽温和黑虱研塗出箭頭

惡刺破瘡疽腫毒

耳塞　温

主治癲狂鬼神及嗜酒能令人失音

童便　氣寒味鹹無毒　色黄赤者勿用

主治寒熱頭痛氣熱勞嗽肺痿降火最速散逆血攻心

撲損瘀血吐血衄血和姜汁煎一二沸乘熱服効産難

胞衣不下姜葱同煎服立下臨産及産後服滚過童便

一杯壓下敗血穢惡可免血迷血暈大護心竅凡行車

細打及受刑之人血觸心肺喘脹欲死者煎滚三五杯

服當得血散腫消此救命極品又治諸藥性有補凡之

功始行舡作暈乾嘔不吐渴欲飲水悶絶者服之最妙
治男婦虚劳方中多用之
人中白　在露天二三年者方可用即溺白垽
主瀉肝火降陰火療鼻衄湯火瘡又治吐血煉成秋石
治血汗血衄用新瓦上逼乾入麝香少許研細用
婦人月水鮮箭毒并女劳治金瘡血湧出取斤炙熱熨之
天靈蓋　味鹹平無毒
主治傳屍尸疰鬼氣伏連久瘴劳瘧寒熱無時者此死
人頂骨半字解者燒令黑細研白飲和服亦可合諸藥
爲丸散用之方家婉其名爾又藥酥炙用

人盤（蟲）治蠱病皮肉乾枯身面起皮如鱗癬狀又治狂
犬咬寒熱欲發者並刺熱血飲之如人肉癥瘕疾 人
膽治鬼氣尸疰伏連
胞衣 主治氣血羸瘦婦人勞損面䵟皮黑腹內諸病漸
瘦悴者以五味和之如餛飩法與食之勿令知覺一名
紫河車另有製法入藥為丸 又有一種金線重樓亦
名紫河車乃草藥本草名早休
胞衣水 味辛溫無毒
主治小兒丹毒諸熱毒發寒熱不歇狂言妄語頭上無
髮又治虛疳產後血朝埋地下過七八年化為水挖開

廾草升麻以攪和雖盛復埋之三五年後挖取滓去水取二味晒乾為末治天行熱病立効

人中黄　即糞青冬月以竹一股刮去青一頭留節底一頭不留内大甘艸一節於竹筒内以木塞之將留節一頭插於糞缸浸一月取出晒乾待用　治大瘟疫毒氣又能降陰虚火動清痰消食解一切藥毒並熱毒

男子陰毛　治蛇咬口含二十條嚥其津液其毒不入腹

人精　和鷹屎亦滅瘢

妊婦爪甲　取為細末置目中去翳障

髭鬚　李勣常疾醫診之云得髭灰服之方止

唐太宗遂自剪鬚燒灰與服復令傳瘡立愈故白藥天
云剪鬚燒藥賜功臣又
宋仁宗皇帝亦賜呂夷簡云古人有言鬚可治疾今朕剪
鬚與之合藥以表朕意

禽部第九

丹雄鷄肉　味酸微温　凡食鷄如畜二三年之上者勿
食其冠蓋鷄冠最毒可殺人即如鶴頂之類緣鷄食諸
蜈蚣等毒物其毒皆聚於冠也
主下氣療狂邪安五臟傷中消渴利小便去丹毒　烏
骨雄鷄肉主補中止痛　膽微寒主療目不明肌瘡耳

腸主遺溺小便數　肝及左翅毛主起陰　冠血主乳

雞　鷄屬巽動肝火

黑雌雞主治風寒濕痹五緩六急安胎　血無毒主治

空中惡腹痛及踒折骨痛乳難　起羽主下血閉

黃雌雞味酸甘平主治傷中消渴小便數不禁腸澼泄

洩痢疾補益五臟續絕傷療勞益氣

雞子主除熱火瘡癎病　卵白微寒療目熱赤痛除心

下伏熱止煩滿欬逆小兒下洩婦人產難胞衣不出醋

漬之療黃疸破大煩熱即雞子清也　卵中白皮治久

欬逆結氣得麻黃紫苑和服之立愈

鶩肪　味甘無毒　即鴨也　白鴨異名

主治風虛寒熱補虛除熱和五臟利水道

通主殺石藥毒解結縛散蓄熱家鴨為鶩野鴨為鳧鴨

頭血止風腫　即滕王閣賦落霞與孤鶩齊飛是也

鸕鷀　味甘溫無毒

主解嶺南野葛茵毒生金毒及中瘟瘴欲死不可活者

連毛煅酒漬之生擣取汁服之良

鴈肪　味甘平無毒

主治風攣拘急偏枯氣不通利久食長毛髮鬚眉益氣

不飢孫真人曰六七月勿食鴈食則傷神

雄雀屎　一名白丁香

主治齒痛通月經療目痛穿癰癤女子帶下溺不利除疝瘕五月五日取者良　雀肉益氣卵強陰　凡使雀口黃未脫未經淫合者之糞名雀蘇頭尖底平是雌麻雀糞兩頭尖者是雄雀糞女人用雄男人用雌

製法　取來去其左右雜附者研如粉煎甘草湯浸一宿焙乾用

蝙蝠一名伏翼　味鹹平無毒

主治目瞑癢痛療淋利水道明目夜視有精光久服令人樂媚好無憂　糞用淘水淘去末中有光星名夜明

沙味鹹無毒治面瘡腫皮膚洗洗時痛腹中血氣破寒熱積聚除驚去面皯　凡使得重一斤者佳

製法　拭去肉上毛瓜腸留翅脚嘴身肉醇酒浸一宿攤起搗黄精自然汁四五兩塗炙焦爲度收之聽用

雉肉　味酸微寒無毒

主補中益氣力止泄痢除蟻瘻秋冬有益春夏有毒

孔雀屎　性微寒

主治女子帶下小便不利毛入目令人目昏生翳

鴟頭一名鳶俗呼爲老鴉　味鹹平無毒

主治頭眩癲倒癇疾

鸂鶒　味甘平無毒

主治驚邪食之主短狐可養亦辟之今短狐處多畜之又有五色尾有毛如舡柂小於鴨臨海異物志曰鸂鶒水鳥食短狐在山澤中無復毒氣峚鄉淮賦云鸂鶒尋邪而逐害故今之言官繡放補也

鳩　一名斑鷦　味甘平無毒

主明目多食其肉益氣助陰陽春分化為黄褐侯秋分化斑鳩

烏鴉　平無毒

主治羸瘦咳嗽骨蒸癆瘵臘月瓦缻泥煨燒為灰飲下

治小兒癇及兜魅並月中諸疾

練鵲　味甘平氣温無毒　似鸜鵒小黑褐色食槐子者

佳

主治風疾益氣冬春間取細剉炒令香袋盛酒浸每朝

取酒温服之

白鴿　味鹹平無毒

主解諸藥毒及人馬久患疥鴿鳩類也翔集屋間人患

疥瘡食之立愈馬患疥入鬃尾者取鴿屎炒令黄色為

末和草飼之愈

又云鵓鴿暖無毒調精益氣治悪瘡疥并風瘙解一切

藥毒病者食之能益人不可與藥並食及多食減藥力
白癜瘸腸風炒酒服傅駁馬疥瘡亦可

慈烏　味酸鹹平無毒

主補勞治嗽助益虚羸補氣並胃蒸和五味淹炙之食良

此烏似烏而小多群飛作鴉之聲者是北地極多不作膻臭今謂之寒鴉

鸜鵒　味鹹平無毒

主助氣益脾胃治頭風眩暈煮炙食之頻盡一隻極有功驗

鵜鶘　味鹹平無毒　一名逃河

主治赤白痢疾成瘕燒為黑灰服方寸匕效

其鳥大如蒼鵝頤下有皮可容二升物展縮由袋中盛

水以養魚

獸部第十

龍骨　味甘平氣微寒無毒　畏乾漆石膏蜀椒　得人

參牛黃良

主治欬逆洩痢遺精白濁收斂神氣安心志定魂魄止

盜汗收濕縮小便及止遺瀝療陰瘡澀精氣止夢寐辟

鬼治精魅吐血尿血女子崩中漏下癥瘕堅結小兒驚

癇瘀心腹煩滿四肢痿枯汗出夜卧自驚恚怒伏氣在
心下不得喘息腸癰內疽又治諸瘡久不收口者能生
肌歛口及小兒臍瘡不差煅乳極細敷之愈

龍齒　畏石膏　得人參牛黄良

主治大人小兒癲狂驚走心下結氣不能喘息諸痙殺
精物療小兒五驚十二癇身熱不可近大人骨間寒熱
殺蠱毒安魂魄　角主治驚癇身熱如火腹中堅及熱
泄　製法　其龍骨上細文廣者是雌骨粗文狹者是
推經不淨及婦人手者俱不用取得先以香艸煮湯浴
過二次搗研如粉用絹袋盛之將燕子一隻破其腹取

出腸放骨末袋懸於井面上一宿取其骨末重研萬下其効如神能入腎臟

麝香　味辛氣温無毒　春分取生者最良

主治温瘧蠱毒癇痓惡氣殺鬼精物去三虫療諸兇邪祟氣中惡心腹暴痛脹急痞滿風毒定驚通竅透肌婦人産難又能墮胎解蛇毒如服吐藥嘔吐不止以少許水研服立止　凡使多有偽造者若不識不如不用其香有三等第一名遺香是麝臍滿自開於石上用後蹄尖踢臍落下一里艸水不生艸亦焦黄人若取得此香價同珍寶又一等名膝香堪用再一等名心結香被大

獸驚心破了走難諸群獸中遂亂投水被人收得劈破見心流在脾上結作一乾血塊可隔山澗早聞之允用麝香在子日開細研乳用

牛黄　味苦氣平有小毒　人參為使　惡龍骨地黄龍膽𦳝常山　畏牛膝乾漆　輕鬆重疊微香揩磨指甲上透甲者為真吐出者為生黄為上其次有角黄心黄牛病死後識得有黄剥之劈破其心中有黄如膿醬汁取得投于水中其黄見水聚如細蒺藜子或如薩帝子又次有肝黄其牛身上光眼如血色多玩弄好照水自有夜光恐懼人若識得有良法取之其功神妙

主治驚癇寒熱熱盛狂痓除邪逐鬼療小兒百病諸癇熱口噤不開大人癲狂中風失音久服清心寧神安魂定魄令人不忘　得牡丹菖蒲利耳目

製法　凡使研乳細如塵烏金紙包外用細絹包再用薄牛皮包懸吊于井口去水三四尺一宿收用

阿膠　味淡氣平浮而升陽也無毒　山藥為使　畏大黄　得火良　入手太陰肺經　足少陰腎經　足厥陰肝經藥

主保肺益金之氣止嗽蠲咳之膿補血虛安胎之能治劳瘦強骨之用止痢止血補肺補肝療心腹内崩劳極

洒洒如瘧腰腹作痛四肢痠疼女子下血丈夫小腹痛虚劳羸瘦陰氣不足脚弱不能久立　出山東東平州東阿縣北阿井水煮驢皮煎熬如膏者為真用一斤同鹿角煮而角成膏者為佳不則不為真也

製法　放於猪脂内浸一宿火炙滚水泡過或用蛤粉炒珠研細用之能益肺金定喘若肺虚損極欬唾膿血者非此不能除

鹿茸　味甘酸氣温無毒

主補精血治寒熱驚癇虚劳如瘧羸瘦四肢痠疼腰脊痛足膝無力小便泄精溺血壯陽益氣補虚強志生齒

不老女人崩中漏下惡血破血在腹赤白帶下散石淋
癰腫骨中熱疽痒可服之良
凡用茸要不破損者未曾成角者形如小子茄又云毋
用太嫩者長三寸端如鴆腦者佳
製法　或酥或酒炙焦研末入丸藥　不入煎藥

鹿角　味鹹無毒　杜仲為使
主治惡瘡癰腫逐邪惡氣在陰中除小腹血急痛秘精
髓止腰脊痛折傷惡血益氣燒灰出火毒為末酒調服
治産後血暈灌下即醒行血急快七月取者佳
骨安胎下氣殺鬼精物不可近陰令痿四五月觧角時

取陰乾凡使用燥麻勃為使

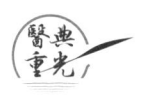

髓味甘溫主治男女傷中絕脉筋急痛咳逆 以酒服良

腎甘平補腎氣

血補血不足或血枯及皮膚面無顏色

肉氣溫補中強五臟益氣力生者瘵口僻割傅之

麋角使之勝麋角其角要黃色緊重緣此麋食鹽艸所以異於衆鹿其麋角項上有黃色毛若金線兼傍生小尖色蒼白者上乾寧記云此鹿與遊龍相戲乃生此異耳取角須全戴者並長三寸鋸之放急水中一百日到去粗皮一重拭乾用釅醋煮七日漸漸添醋勿令少歇

每煮從亥時起至酉時止不用戌時火日足其角白色軟如粉臓再搗成粉却以無灰酒煮成膠陰乾削了重篩每十两用酒一鎰煮乾為度

鹿角霜　味鹹氣温無毒　杜仲為使

主治五勞七傷羸瘦補腎益氣固精壯陽強骨髓止夢遺泄精失溺

製法　用新鮮角截作二寸長一節急流水浸三七日取出刮去黑皮用桑皮鋪鍋底角安桑皮上加水不露角入人参茯苓楮實同煮三日夜頻頻添水不可令乾成膏傾入細竹箕内日晒夜露吐出霜刮下用

麋角膠　味𫁏氣平温無毒　畏大黄　得火良

主治傷中勞絶腰疼羸瘦補中益氣婦人血閉無子止痛安胎吐血下血崩中漏下赤白淋泄精遺溺跌折損傷久服延年　製法見前

犀角　味苦酸鹹氣寒無毒　松脂為使　惡雷丸

主治傷寒瘟疫頭痛煩悶心中大熱狂言吐衄咳血及上焦蓄血明目鎮心定驚安神解煩亂中風失音小兒風熱驚癇痘疹餘毒又治發背癰疽瘡腫破膿化血殺百毒鬼疰瘴氣蛇毒殺鈎吻鴆羽及山溪瘴毒蠱疰除邪不迷惑魘寐故曰凉心解毒殺鬼聞名若無熱毒而

血虛者或以燥熱發者用之禍至人亦不知
凡使勿用奴羊牸病水羊孿子羊下角羊踐水羊無潤
羊惟烏黑肌粗皺拆裂光潤者上若經造作藥水煮浸
過者不用
製法　鎊成細屑紙包置懷中良久取出研搗則易碎
故曰人氣粉羊若磨服用尖
凡治一切角忌鹽傚之又姙婦勿餌羊角屬陽其性走
散比諸角尤甚故痘瘡後以此散餘毒鹿取茸羊取尖
其精銳之力盡在是矣

羚羊角　味酸苦氣寒無毒　入足厥陰肝經　手太陰

腪經　其角多節蹙蹙圓繞彎中深　銳緊小有掛痕者
真白者良
主治傷寒時氣寒熱熱在肌膚溫風注毒伏在骨間清
肺肝熱明目易氣安心起陰去惡血注下辟蠱毒惡魅
不祥除邪氣驚夢狂謬常不魘寐活胎易産進後血衝
心煩燒末酒調又治噎食不通山嵐瘴氣小兒驚癇久
脹強筋骨利丈夫
虎脛骨　味辛氣微溫無毒　俗云食虎肉壞人齒
主治腰膝無力或疼筋骨臂頸毒風攣急不得屈伸走
注疼痛浸酒服風從虎宜治風頸有力故補腰膝而壯

筋骨祛寒溫而辟惡氣男安風毒女保胎驚并治惡瘡

製法　雄者勝酒或酥炙黄用

溫肭臍　味鹹氣大熱無毒　欲驗其真寘睡犬傍忽驚跳若狂又臈月衝風處置盂水浸之不凍

主治心腹痛中惡邪氣宿血結塊痃癖臍腹積冷羸瘦暖腰膝助陽氣精衰脾胃勞極有功鬼氣尸疰梦與鬼交及鬼魅狐魅有驗出西戎名骨訥獸似狐而大尾長又云療勞瘵更壯元陽溫中補腎何憂夢與鬼交情且定驚癇

製法　酒浸一日微火上炙令香入藥

象牙　無毒　主治諸物及鐵入肉刮取屑細研和傅瘡上其刺立出

牛乳　微寒無毒　主補虛羸止渴

膽味苦大寒除心腹熱渴利口焦燥益目精可作丸藥能製南星治小兒諸風痰

肉甘平無毒　主治消渴止啘瀉安中益氣養胃健脾自死者不可食之食之令生疔毒暴死

心　主治虛忘　肝能明目

青羊膽　主明目治青盲療痹濕時行熱疫

羊肉　味甘大熱無毒

主喉中穿乳余疾及頭腦大風汗出虛勞寒冷補中益
氣安心止驚　腎補腎益精髓　心主治憂恚膈氣
肺補肺止嗽病

牡狗陰莖　味鹹平無毒
主治傷中陰痿不起令其強熱而大生子除女子帶下
十二疾名狗精六月上伏取陰乾百日可用
膽主明目痂惡瘡瘍盂銑云主去腸風及腸中膿血水
又白犬膽和通草桂為丸服令人隱形
肉主安五臟補絶輕身益氣不可多食恐致渴不可與
蒜同食

白狗血味鹹無毒　主治癲疾發作

猪肉　味甘氣寒　入足少陰腎經

主治客熱潤燥虛羸無力除煩益氣肥健

膽汁味苦鹹無毒治傷寒熱渴潤燥瀉使入心通脉

心主治驚邪憂志　腎主補腎氣通利膀胱

肚補中益氣止渴潤膚

麂　味甘氣平無毒

主治五痔突出以姜醋進之有効又云多食動人痼疾

蟲部第十一　附珠類

蜂　味甘平氣微寒無毒

主治頭風除蠱毒補虛羸傷中心腹痛大人小兒腹中五虫口吐出者面目黄久服益氣

蜜　味甘氣平微温無毒

主治心腹邪氣諸驚癇痓安五臟諸不足益氣補中止痛解毒除衆病和百藥養脾胃止腸澼療口瘡久服強志

孫貞人云七月勿食生蜜食則纍霍亂

製法　雷公云凡生蜜一斤煉得十二兩者佳若火大過與不及皆不為美不可用和藥

露蜂房　味苦鹹氣平有毒　悪乹姜㣲参黄芩芍藥牡蠣　其窠有四一名革蜂窠一名石蜂窠一名獨蜂窠

一名草蜂窠是也大者一二丈圍在樹上脾者内窠小
隔六百三十個圍大者有一千二百四十個蜂其窠粘
米蒂是七姑木汁蓋是牛糞沫隔是葉蓋石蜂窠是在
人家屋上大小如拳色蒼黑内有青色蜂二十一個或
十四個次有獨蜂窠只有一個卵大皮厚蒼黑色只有一
個蜂大如小石燕子許人馬若蜇著立亡凡使革蜂
窠先以鴨豆枕等同拌蒸從巳至未晒乾用一法炙用
主治驚癇瘈瘲寒熱邪氣癲疾鬼精蠱毒腸痔蜂毒
腫毒七月七日收炙末猪脂調塗水煮服下諸惡物及
療瘰癧乳癰惡瘡如齒痛煎而漱之勿咽

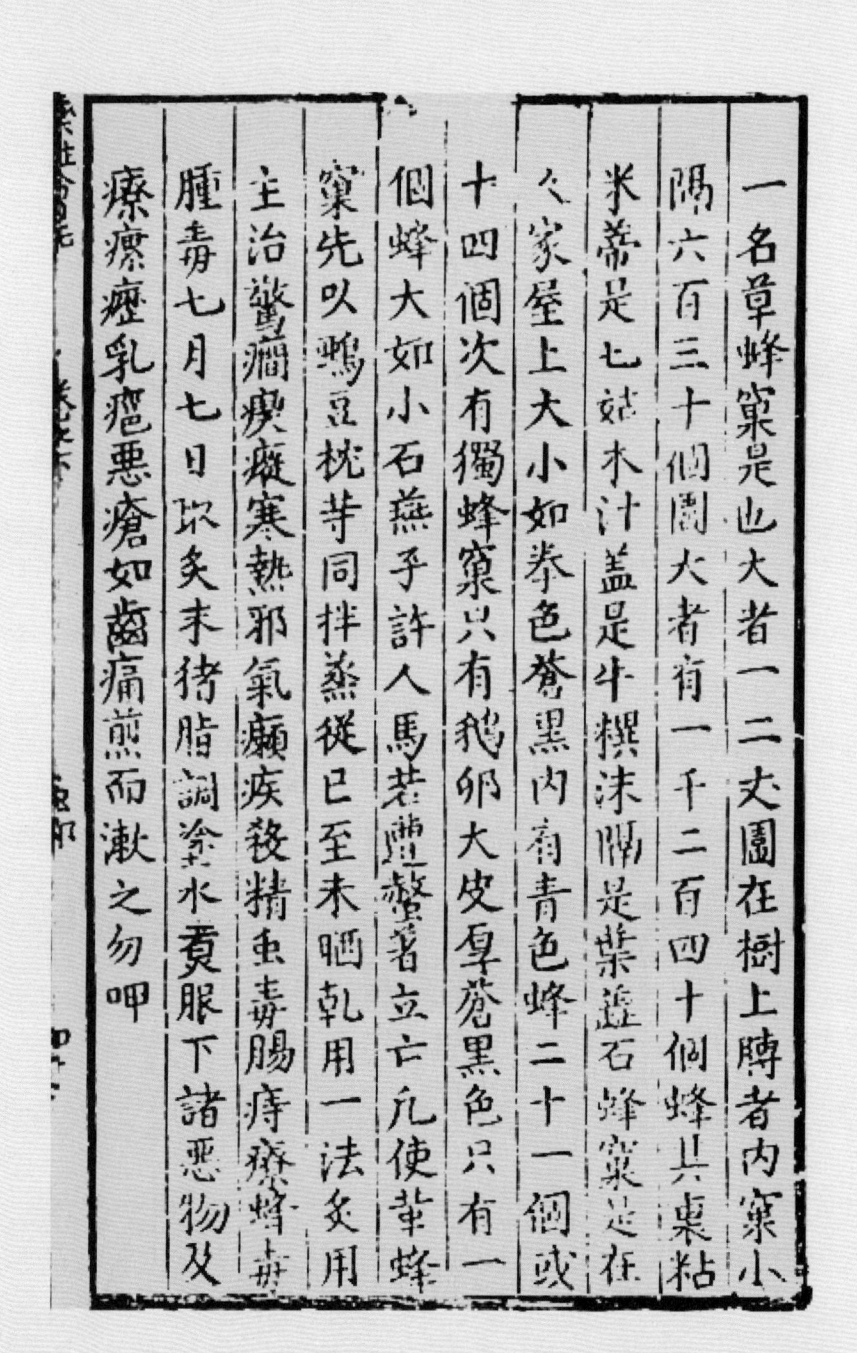

黄蠟　味甘氣微温無毒

主治下痢膿血續絶傷金瘡益氣不飢耐老延年和白礬作丸名蜡礬丸大治魚口瘡疔毒癰疽然滯腸胃不宜多服

白蠟　味甘氣温無毒　惡芫花齊蛤白蜡禀收歛堅凝之氣外科之要藥也生肌止血定痛補虚續筋接骨當與合歡皮同用長肉膏有神効丹溪每言二劑之妙

主瘵洩澼後重見白膿補絶

調末服之固命生於蜜房木石間

蜻蛉　微寒　强陰止精　凡使當用大眼黄色者良

螢火　味辛氣微温無毒
主明目治小兒火瘡傷熱氣蠱毒鬼疰通神明一名夜光七月七日取陰乾
石蚕　味鹹性寒有毒
主治五癃破石淋墮胎　肉解結氣利水道除熱一名沙蝨生江漢地澤
䗪虫　味鹹性寒有毒　畏皂莢菖蒲
主治傷寒心腹寒熱洗洗血積癥瘕破堅下閉血生子大良一名地鼈又名土鼈生河東川谷及沙中人家墻壁不湿處有十月取暴乾

蜚蠊　味酸性寒有毒

主治瘀血癥堅寒熱破積聚咽喉閉内寒無子通利血脉生晉陽川澤及人家屋間立秋採

蝸牛　味鹹性寒　主治賊風喎僻踠跌大腸脱肛筋急及驚癇一名蝓蝸　治背疽用涎沫塗一名蜞螺處處有

樗雞　味苦氣平有毒　主治心腹邪氣陰痿益精強志生子好色補中又療腰痛下氣強陰多精生樗樹上七月採暴乾

蠐螬　味甘鹹温氣微寒有毒　蜚蠊爲使　惡附子

主治惡血血瘀痺氣破折血在脇下堅滿痛月閉目中

淫膚青翳白膜瘀血在胸脇腹不去及破骨金瘡內
寒産中寒下乳汁生河內平澤及積糞中反行者良
取無時一云即諸朽木中蠹虫但潔白

文蛤　味鹹氣平無毒

主治惡瘡蝕五痔欬逆胸痺腰痛脇急鼠瘻大孔出血
崩中漏下墜痰軟堅止渴燥濕收澁固滑療急疳蝕口
鼻數日盡欲死燒灰臈猪脂和塗之又治疝痛能降能
消能軟能燥同香附末姜汁調服生東海表有文取無
時未爛時殼猶有老二蛤同類惟分新旧耳一名伏老
伏翼化為之也又有魁蛤味甘平無毒主痿痺洩痢便

膿血一名魁陸又名活東正圓兩頭空表亦有文形似紡輕

蝟皮　味苦氣平無毒　浔酒良　畏桔梗麥門冬俗名刺蝟皮　主治五痔陰蝕腸風下血赤白五色血汁不止陰腫痛引腰背酒煮殺之又療腹痛疝積亦燒為灰酒調服生楚山川谷田野取無時勿用中湿

鼅蛛　氣微寒有毒　主治脫肛狐臭瘰癧蛀牙口眼喎斜及大人小兒㿉七月七日取其網療喜忘著衣領中勿令人知又蠍螫蛇嚙塗其汁蜂及蜈蚣毒者生置傷處令吸其毒竟放水中使毒自出又救其命小兒腹大

疔瘡烧熱嗽之贅疣取絲纏之自落桮背瘡杵以醋和先挑四畔令血出根露傳之乾即易鼠瘘腫核痛已有瘡口出膿水烧二七枚傳之妙　製法　凡使勿用五色者兼大身有刺毛生者并薄小者已上並不堪用凡用須取屋上西面有網身上尻大腹内有蒼黄膿者佳去頭足研如膏投入藥

葛上亭長　味辛氣微温有毒　主治蠱毒鬼疰破淋結積聚墮胎七月取暴乾　註云葛花時取之身墨而頭赤喻如人着玄衣赤績故名亭長此一虫五变為療皆相似二三月在芫花上即呼為芫青四五月在王不畱

行上即呼爲王不留行虫六七月在葛花上即呼爲葛上亭長八月在豆花上即呼爲班毛九月十月欲還地蟄即呼爲地膽

芫青　味辛氣微温有毒　主治蠱毒風疰鬼疰墮胎三月取暴乾　雷公云芫青班毛亭長赤頭芋四件其形各不同所居所食所効各不同其芫青嘴尖背上有一畫黄班貓背上有一畫黄一畫黑嘴尖處一小點赤在豆葉上居食豆葉汁亭長形黑黄生在蔓菁葉上居食蔓膠汁赤頭額上有大紅一點身黑用各有處凡修事此四件並用糯米小麻子相拌炒米焦黑度取去去翅足

并頭用血餘裹懸于東墻角上一夜至天明取用之

地膽　味辛性寒有毒　惡耳草　主治鬼疰寒熱鼠瘻惡瘡死肌破癥瘕墮胎蝕瘡中惡肉鼻中息肉散結氣石淋去子服一刀圭即下一名蚖青又名青蛙生汶川川谷八月取

竈䵷音蛙　味甘性寒無毒　主補損祛劳衛疰虛并杀疰及邪瘵小兒赤氣肌傷臍傷止痛氣不足生水中共様甚多大而青又一種黑色食之美味有一種形小善鳴唤名蝸又名水雞

白殭蚕　味鹹辛氣微溫浮而升陽也無毒　惡螵蛸桔

梗茯苓草薢　用自殭死白色而條直者佳勿令中湿
湿則有毒不可用
主治中風失音并一切風疾去皮膚風動如虫行瘵喉
痺風腫之痰結主諸風口噤難呼治驚癇崩漏之病男
子陰瘍女子帶下産後餘痛小兒驚癇夜啼驚搐殺三
虫滅黑䵟去諸瘡班瘡令人面色好為末溥疔瘡根當
自出中風痰痺欲死者生姜自然汁調灌之瘥又傅刀
斧所傷一切金瘡　丹溪云屬火而有土與水并木得
金氣殭而不化治喉痺者取其水中清化之氣從以治
相火散浊逆結滞之痰惟頭蚕白色而條直自死者佳

製法　初收時用糯米泔浸一日待涎出如蝸牛涎浮水面然後撩起晒乾或用布拭乾或微火焙乾　凡用去嘴姜湯泡洗切片乾炒用

原蠶蛾　味鹹氣溫有小毒　入藥取雄者去翅足炒用主補腎療男子泄精不固止尿血益精氣強陰道能使交合不倦又治金瘡凍瘡湯火瘡并滅瘡瘢血風腫風癮疹　屎溫主治腸鳴熱中消渴風痺癮疹　蠶退主治血風病益婦人一名馬鳴退近世醫家多用蠶退紙而東方諸醫用老眠起蠶所蛻皮二者之用惟東人用者為是凡使炒過和諸藥為丸散　緣蠶螺主治脫肛

燒爲末豬膏調傅之即收縮此螺全似蝸牛黄小雨後好緣桑葉上

全蝎　味甘辛氣平有毒　形緊小者良

主治風胤癮疹及中風半身不遂口眼歪斜語言澁滯手足抽掣小兒驚風必用爲末酒調服治耳聾

製法　捕得用火逼乹收之去腹中土有全用者有用梢者梢力有功又云炒用去毒

桑螵蛸　味鹹甘氣平無毒　生桑枝上者良螳螂子是

主治傷中疝瘕陰痿益精生子女人血閉腰痛通五淋利小便水道療男子腎衰虚損夢寐失精遺溺白濁久

服益氣養神消龍骨療泄精火炙黃色用不則令人洩

蟬蛻　味鹹氣寒無毒　生楊柳樹枝上五月取蒸乾勿
令蠹　主治目昏翳膜頭風目痛大風瘡癩消風氣皮
膚瘙痒小兒出痘疹不快及驚癎夜啼癲病寒熱驚悸

斑猫　味辛氣寒有毒　馬刀為使　畏巴豆丹參空青
惡膚青　主治寒熱鬼疰蠱毒鼠瘻瘰癧疥癬惡瘡疽
蝕死肌破石癃利水道通淋消血積婦人產難胞衣不
下墮胎傷人肌七八月豆盛時取之陰乾
製法　除去翅足糯米拌浸夾糯米炒熟米黃為度生
則令人吐瀉

虻虫　味苦氣微寒有毒　惡麻黄

主逐瘀血破下血積堅痞癥瘕寒熱通利血脉及九竅女子月水不通積聚除賊血在胸腹者五臟及喉痺結塞嗌牛馬背出血炒除足翅方可入藥

水蛭　味鹹苦氣平微寒有毒

主吮癰疽逐惡血瘀血月閉破血瘕積聚無子利水道能墮胎一名蚑生池澤五六月採暴乾又治折傷有功熱酒調下末一分食頃痛可除更與一服或和射香研為末亦一分酒下當下畜血善苦走血鹹勝血也經年淂水猶可活若用之須炒令黄色不尔入人腹生子為

害　即馬蝗蟥生水中名水蛭生艸中名艸蛭生泥中
名泥蛭並能着人及牛馬股脛間咂血入藥當用水蛭
小者佳此物極難死須製停當

蜈蚣　味辛氣温有毒　頭足赤者良入藥炙去頭足
主治鬼疰蠱毒鬪小兒口噤嗽諸蛇蠱魚毒杀鬼物老
精温瘧去三虫心腹寒熱積聚墮胎去悪血雞好食之
若中其毒者即取雞涎塗傷處用大蒜塗之亦効　亢
使勿用千足虫頭上有白肉面嘴尖誤則致死
製法　入藥當熟炒生則令人吐瀉

蛤蚧　味鹹平有小毒

主療肺久虛勞嗽甚止傳尸杀鬼物邪氣咳嗽出血下淋瀝通水道壯陽補虛有功　註曰生嶺南山谷及城墻或大樹間身長四五寸尾與身等形如大守宫一雌一雄常自呼其名曰蛤蚧最護惜其尾或見人欲取之多自嚙斷其尾人即不收之矣凡捕之即存其尾用之則力全也方言曰桂林之中守宫能鳴者謂蛤蚧蓋相似者　製法　凡使須用雌雄若雄爲蛤皮粗口大身小尾粗雌爲蚧口尖身大尾小男服雌女服雄云甲上尾上腹上肉毛毒在服用酒浸方乹將帋刄重於火上緩隔帋焙炙待帋乹焦透取放甕器中盛于舍東角畔

懸一宿取用力可十倍勿傷尾功在尾也

蝦蟇　味辛甘氣寒有毒

主補打撲傷損邪氣破癥堅血癰毒發背陰瘡揭皮皷脹蓋其毒腫立消明目治小兒癖氣骨熱殺疳蟲鼠瘻惡瘡蟲食下部蝕大傷瘡狂犬咬發狂欲死煮食發濕不宜食之　眉間白脂名蟾酥治癰疽疔腫蚛牙齒縫中出血以紙展少許按之立止

製法　與物有多般勿誤用有黑虎有蚼黄有黄蜫有螻蟈有蟬其形各別一名蟾蜍一名䶂鱦一名去甫一名苦蠪音龍生江湖池澤五月五日取東行者良其蝦蟆

皮上腹下有斑點脚短即不鳴黑虎身小黑嘴脚小斑
蚼黄斑色前脚大後腿存小尾子一條黄蝭遍身黄色
腹下有臍長五七分所住立處帶下有自然汁出螻蟈
即夜鳴腰細口大皮蒼黑色蟾即黄斑頭有肉角凡使
蝦蟇先去皮腸及爪陰乾然后塗酥炙令焦每一個用
酥一錢炙盡爲度若使黑虎即和頭尾皮爪並用陰乾
酒浸三日漉出焙乾用之
白頸蚯蚓　味苦鹹氣寒無毒一云有小毒　人被其毒
即以盐水浸傷處又飲盐湯立瘥
主治傷寒伏熱狂謬播汁服之愈及瘵犬腹黄疸治蛇

瘕去三虫伏尸鬼疰蠱毒余長虫仍自化作水大解諸
熱毒行湿病若治脊臓風下産病不可少亦用盐場下
一名地龍三月取陰乾
製法　取得將糯米泔水浸一宿撓起弃以無灰酒浸
一日撓起焙乾細切將蜀椒一分蚯蚓二分加糯米泔
煮熟去椒存蚯蚓晒乾用
真珠　氣寒無毒用新完未經打眼者良其鑽透俱不堪
用也　主治小兒驚癇發熱鎮心去目中翳障塞耳綿
聚治聾傅面令人潤澤悦人皮膚顏色療瘡久不收口
出廉州　製法　用磁碗二個放珠于碗中上下合盖

四面用炭火燒珠在碗中爆碎存性研細入藥不則爆
散無遺

牡蠣　味鹹平氣微寒可升可降陰也無毒　貝母為使
得甘草牛膝遠志蛇床良　惡麻黄吳茱萸辛夷
主療男子夢寐遺精虛勞之力補腎氣女子崩漏赤白
帶下崇衛往來虛熱止盜汗虛汗泄水氣療傷寒寒熱
温瘧洒洒驚恚怒氣除拘緩瘰癧癰腫喉痺鼠瘻心下
脇氣挾痛軟積消痞澁大小腸謂及精氣以柴胡引之
能去脇下硬以茶引之可消結核以大黄引之能除股
間腫用地黄為使能益精收澁止小便

製法　有石牡蛎頭邊皆大小又有石魚蛎夾沙石還有海牡蠣令人無髭用真牡蠣用塩水煮後入火煅過赤存性出火氣研如粉用

五靈脂　味甘氣温無毒　即寒號虫糞也　出北地

主行血止血療心腹冷氣小兒五疳辟疫治腸風通利氣脉女子月閉産婦血暈行經血炒能止血婦人心痛刺痛甚効生能行血炒過止崩然不能生血耳

製法　先炒酒研飛鍊令出沙石方用

真珠牡　味鹹氣温無毒　用不傷破完全新者為佳

主治手足皮膚逆臚鎮心綿褁塞耳治聾傅面令人潤

澤好顏色粉黚目中主治膚瞖瘴膜能瀉肝經風熱故
明目出南海　製法　取净浙者以絹袋盛之然后用
地榆皮五花皮五方草三味各四兩細剉又以牡蛎約
重四五兩以米先置于平底鍋中四邊塞穩方下真珠
壮于上又下剉碎三少籠之以漿水煮三日夜勿令火
歇出時用甘草湯淘之令净于石臼搗令細以絹重羅
篩過更二三萬下用

瑇瑁　性寒無毒　主解嶺南百藥毒俚人刺其血飲以
解諸藥毒大如帽似龟甲中有文生嶺南海畔山水間

海蛤　味苦鹹氣平無毒　蜀漆為使　畏狗膽甘遂芫

花　主消水氣去癭瘤消浮腫除咳逆定喘急除煩燥瘰癧胸前痛退寒熱並瘰癧陰瘻久服可令陽起生東海

製法　凡使勿用游波藁骨其蛤真似海蛤只是無面上光若誤餌令人狂走擬投水時人為之犯𩲸心征以醋解之立瘥凡修事用漿水煮一伏時却以地骨皮栢葉二味又煮一伏時畢用東流水淘二遍拭乾細擣研如粉每一兩用地骨皮二兩並剉碎以東流水淘用

蛤蜊　性冷無毒　主潤五臟止消渴開胃解酒毒能治癖除寒熱及婦人血塊煮食之與丹石相反服丹石人食腹結痛　殼火煅過研為粉名蛤粉同香附末以姜

汁調服能治疝氣痛取其能降能消能软能燥也

蚬蜡　性冷無毒主治時氣開胃壓丹石藥及疔瘡下濕氣下乳糟煮服良生浸取汁洗疔瘡多食發嗽并冷氣消腎陳殼治陰瘡止痢肉寒明目去暴熱利小便下熱氣脚氣濕毒解酒毒目黃浸取汁服主消渴爛殼燒爲白灰飲下治反胃吐食除心胸痰水及失精可用陳久者良

蚌蛤　性冷無毒　主明目止消渴除煩解熱毒補婦人虛劳下血并痔瘻血崩帶下壓丹石藥毒以黃連末内之取汁點赤眼并暗昏良爛殼粉飲下治反胃痰飲此

即是宝裝大者止痄及痢并嘔逆瘡腫醋調傅蕪絀制

石亭脂　鉟覘二味大同小異衍義言其冷不言其濕

多食則發痰以其濕中有火久則氣上行而不降因生

痰多熱熱則生風何之

車螯　性冷無毒　治酒毒消渴消酒并瘫腫殼治瘡癧

腫毒燒二度各以醋煆搗為末又甘草等分酒服以醋

調傅腫上妙車螯是大蛤一名蜃能吐氣為樓臺海中

春夏間依約島溆常有此氣

鮆　性温　主治心腹冷氣腰脊冷風利五藏健胃令人

能食每食畢以飰壓之不則令人口乹又云温中消食

起陽事最重出海內壳如丸壘又云無毒益血色久生
墻壁間陳壳燒令通赤以米醋焠煆三次治一切卒心
疼及一切血氣冷氣癖癥瘕其壳名瓦壟子醋焠三次
埋令壞醋膏丸治一切氣血癥瘕

淡菜　性温　補五臟理腰脚氣益陽事能消食除腹中
冷氣并痛消痃癖氣多食令人頭悶目闇可微利即止
北人多不識雖形狀不典而甚益人補虛勞損産後血
結崩中帶下癥瘕腰痛潤色髮

鼠婦　味酸温性微寒無毒　人家地上處處有之
主治氣癃不得小便婦人月閉血瘕癇痓寒熱利水道

仲景用治久瘧

田中螺汁　大寒無毒　主治目熱赤腫止渴不可多食

其肉斂熱瘀殼主治反胃汁能醒酒

牡鼠　性微寒無毒　主療踒折跌筋骨擣敷之三日一

易四足及尾主婦人胎壓及易出　肉熱無毒主小兒

哺露大腹炙食　糞主治小兒癎疾大腹時行勞復

魚部第十二　附蛇類

烏賊魚　味鹹氣微溫無毒　惡白斂白芨附子

主療女子崩中漏下赤白經汁血閉陰蝕腫痛寒熱癥

瘕無子驚氣入腹腹痛環臍陰中寒腫令人有子又止

瘡多膿汁不燥　肉味酸平主益氣生東海池澤取無
時　骨治心痛殺虫蛸日中浮翳陰頭癰瘡傅未良
一云烏賊魚即海螵蛸退翳殺虫治崩攻痢更治耳聾
共血於墨能吸波噀墨以涸水所以自衛有入足聚于
口傍浮泛於水面烏見謂其必死欲啄之則聚足抱烏
拖入水中食之故名賊魚
製法　凡使勿誤用沙魚骨緣相似只是上紋橫不入
藥要認上紋順者真用血鹵作水浸并煮一伏時漉出
于屋下掘一地坑先將炭火燒坑去净炭火放骨一宿
至天明取出用之其功加倍

蠡魚　味甘性寒無毒　主治溼痺面目浮腫下大水療
五痔有瘡者不可食令人瘢血一名銅魚與小豆合煮
療腫甚効
鮠魚　味甘無毒　主治百病一名鮧魚一名鮎魚又有
鱯魚相似而大赤目赤鬚者發人
鯽魚　味甘溫無毒　有和中溫胃之功能治諸瘡燒以
醬汁和塗之或取猪脂煎用又治腸癰小兒頭瘡口瘡
重舌目翳合蓴作羹治胃弱不下食作膾治腸風下血
久患赤白痢丹溪云諸魚屬火惟鯽魚屬土故能入陽
明而有調胃實腸之功若食之多者未嘗不動火也慎

之又云諸魚之性無德之倫故能起火不可合猴雉肉
食不宜与猪肝仝食

鮑魚　味辛臭氣溫無毒
主墜墮蹷踠折瘀血血痺在四肢不散者女子崩中血
不止勿令中鹹

鯉魚　味苦甘氣寒無毒　主治欬逆上氣黄疸止渴生
煮療水腫脚滿下氣　膽主治目熱赤腫青盲久服明
目強悍益志氣　骨主女子赤白帶下　齒治五淋石
淋尤佳

鰻鱺魚　味甘有毒　主治五痔瘡瘻殺諸虫愈痔退熱

烝劳熱補五藏虗損消項腮白駁風熱

鮀甲魚　味酸氣微温有毒　蜀漆為使　畏狗膽芫花

苷遂　主治心腹癥瘕伏堅積聚寒熱女子崩中下血

五色水腹陰中相隱瘡疥死肌五邪涕泣時驚腰中腫

痛小兒氣癃眥潰　肉治小兒吸吸足不立地生南海

池澤

鮫魚　一名沙魚又名鰒魚主治蛊氣蛊疰方用之即裝

刀靶魚皮也

白魚　味苷氣平無毒　主助胃氣開胃下食去水氣令

人肥健大者六七尺色白頭昂生江湖中

鱖魚　味甘平無毒　主治腹内惡血益氣力令人肥健去腹内小虫背有黑點味尤重昔仙人劉憑常食即石桂魚也

青魚　味甘氣平無毒　鮓不可同生胡荽及生葵麥醬食　主治脚氣濕痺作鮓與服丹石人相反　眼睛主能夜視　頭中枕蒸取乾代琥珀用之磨服治心腹痛　膽治目暗滴汁于目中或掛陰乾磨水點目并塗惡瘡

河纯魚　味甘氣温有毒　主補虚去濕氣理腰脚去痔疾殺虫江河淮皆有

石首魚　味甘無毒　頭中有石如碁子

主治石淋磨服之又将此石燒灰為末服和蓴菜作羹
開胃益氣劈片暴乾名鯗魚諸病宜食初出水能鳴夜
視有光又有野鴨中有石云是此魚所化生東海又云
鮮食不療病
鯔魚　味甘氣平無毒　主開胃通利五臟久服令人肥
健此魚食泥與百藥無忌似鯉身圓頭扁骨軟生江海
淺水
鮓魚　平　主補五臟益筋骨和腸胃治水氣多食宜人
作酢尤良又暴乾甚香美雖有小毒不至發病一云多
發瘡癬瘡腫不可與乳酪同食

鱟　平微毒　治痔杀虫多食發嗽并瘡癬其殻入香能
發衆香氣尾燒焦治腸風瀉血并崩中帶下及產後痢

脂燒能集鼠

馬力　味辛微寒有毒　主治漏下赤白寒熱破石淋杀
禽獸賊鼠除五藏間熱肌中鼠瘻止渴補中利肌閒
用之當鍊得水爛人腸又云得水良一名馬蛉

鱓魚　味甘大溫無毒　凡頭有白色如連珠至脊上者
腹中無膽者頭中無腮者並殺人魚汁不可合鸕鷀肉
同食又不可合白犬血食俱損人
主補中益血善補氣療瀋脣又婦人產前有疾可食五

月五日取骨頭燒之爲末止痢

蟹　味鹹氣寒有毒　殺莨菪毒漆毒　紫蘇能解此毒

主治胸中邪氣熱結痛喎僻面腫黄能化漆爲水血燒

能集鼠招䶉故能散血而愈漆瘡并筋盃氣　爪主破

血胞墮胎

蝦　無鬚及煮色白腹中通黑皆不可食生水田溝渠中

者有小毒　治小兒患赤白遊腫擣碎傅之

蚘蚘　味鹹氣平無毒一云有毒色白如銀完全石上者

佳惡磁石及酒

主𤻇小兒百二十四種驚癇瘈瘲癲疾寒熱腸痔蟲毒

蛇癎弄舌搖頭大人五邪言語僻越絕喉風頭瘡瘰癧惡瘡嘔咳明目去翳催生去白癜風犬熬之良一名龍子皮又名龍子單衣

製法　凡使先于屋下掘一坑可深一尺二寸安蛇皮於中一宿至卯時取出用醋浸一時炙乾用

白花蛇　味甘鹹氣溫有毒

主治中風癱瘓濕痺不仁筋脉拘急口眼喎斜半身不遂骨節疼痛大風疥癩及暴風瘙痒脚弱不能久立此蛇治風速于諸蛇一名褰鼻蛇

製法　凡用去頭尾酒浸三日去酒火炙去皮骨取中

服用尤妙

烏蛇　味甘氣平無毒　背有三稜色黑如漆尾細尖長者佳眼下陷者為真

主治諸風癮瘮疥癬皮膚不仁湿痺拘攣口眼喎斜大風惡癩諸瘡頑痺風熱可入丸散其蛇性善不噬物江東有黑稍蛇能纏物至死亦如其類生商洛山

製法　酒浸去頭尾炙熟去皮骨入丸散亦酒合膏

金蛇　無毒　解生金毒人中金藥毒取蛇四寸炙令黃煮汁飲頻服之以差為度大如中指長尺許常登木飲露身作金色照日有光

銀蛇　無毒　解銀藥毒人中金毒候之法含瞋取口中含至曉銀変為金色者是也令人肉作雞脚裂生澄州

蝮蛇膽　味苦氣微寒有毒主䘌瘡　肉釀作酒療癩疾諸瘻心腹痛下結氣除蠱毒其蛇腹吞鼠故有小毒療鼠瘻最効

敗龜板　味鹹氣甘陰中陽也無毒　卜師鑽過者良

悪沙參　畏狗膽蜚蠊　勿令中濕中濕即有毒

主療崩中漏下赤白破癥瘕痎瘧五痔陰䘌濕痺四肢重弱癱緩小兒顖不合頭瘡難燥心腹痛腰背酸疼骨中寒熱傷寒勞復或肌躰寒熱欲死大有補陰之功力

猛蕪去瘀血續筋骨治勞倦其能補陰者蓋龜乃至陰之物禀北方之氣而生故能補陰治陰血不足止血主四肢無力因其至灵于物故用以補心甚驗方家以此照鹿角膠煎法熬成名玄武膠入藥尤快捷

製法　凡用版以酥炙或用猪脂酒炙黄皆可如熬膏每龜板十斤用茵陳二兩如煎鹿角膠法仝

鱉甲　味鹹氣平無毒　惡礬石　三足者不可食不可與雞子並食合莧菜食傷人

主療心腹癥瘕堅積寒熱去痞鼻中息肉陰蝕痔惡肉消瘡腫温瘧勞瘦骨蒸勞熱小兒脇下堅婦人漏下血

瘕腰痛五般羸瘦墮胎　肉味甘主傷中益氣補不足

製法　凡使緑色九肋多裙重七兩者用妙治破癥消

塊冗心每用米醋下火煎之若治勞去熱用童便晝夜

煮俱用六一泥固濟瓶口煮畢去裙晋骨于石上搥碎

石臼內擣成粉以紬皮囊之取東流水三兩斗盆盛閣

于盆上一宿至于明任用力有萬倍

鯪鯉甲　氣微寒有毒　即穿山甲

主治諸惡瘡疥癬痔瘻乳癰吹乳并燒存性為末酒調

服傳之皆効圖經云日中出岸開鱗甲若死令蟻入中

蟻滿便閉而入水蟻皆浮出因接而食之故治蟻瘻更

効及治風痺瘵山嵐瘴氣瘧病産後血氣冲心血暈婦
人被邪啼哭及諸疰疾小兒驚邪氣痔下膿血腹中氣
血將結凝滯生癥非此不能除比藥餘和血通氣無往
不利皆處有之取捕無時
製法　滾水浸七日七換細剉䤾蛤粉拌炒成珠用

藥性會元卷之下終

藥名拼音索引

D

E

F

H

G

M

S

Y

Z